"十四五"国家重点出版物出版规划项目

国医大师李今庸医学全集

内 经 选 读

李今庸　编著

学苑出版社

图书在版编目（CIP）数据

内经选读/ 李今庸编著 . —北京：学苑出版社，2022.9
（国医大师李今庸医学全集）
ISBN 978 – 7 – 5077 – 6358 – 4

Ⅰ . ①内…　Ⅱ . ①李…　Ⅲ . ①《内经》–研究　Ⅳ . ①R221

中国版本图书馆 CIP 数据核字（2022）第 013589 号

责任编辑：黄小龙　高　赫
出版发行：学苑出版社
社　　址：北京市丰台区南方庄 2 号院 1 号楼
邮政编码：100079
网　　址：www. book001. com
电子邮箱：xueyuanpress@ 163. com
销售电话：010 – 67601101（销售部）67603091（总编室）
印 刷 厂：北京兰星球彩色印刷有限公司
开本尺寸：710mm×1000mm　1/16
印　　张：14.5
字　　数：216 千字
版　　次：2022 年 9 月第 1 版
印　　次：2022 年 9 月第 1 次印刷
定　　价：98.00 元

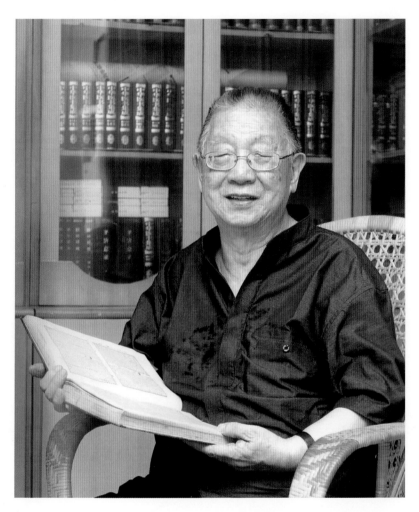

　　李今庸，男，1925年出生，湖北枣阳市人，当代著名中医学家，中医教育学家，湖北中医药大学终身教授，国医大师，国家中医药管理局评定的第一批全国老中医药专家学术经验继承工作指导老师。

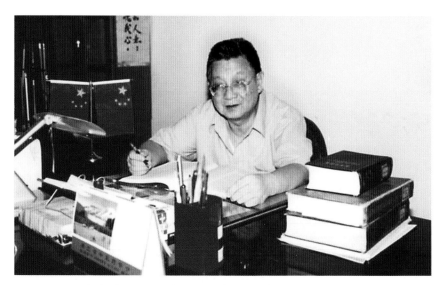

李今庸教授主持湖北省中医药学会工作 20 余年

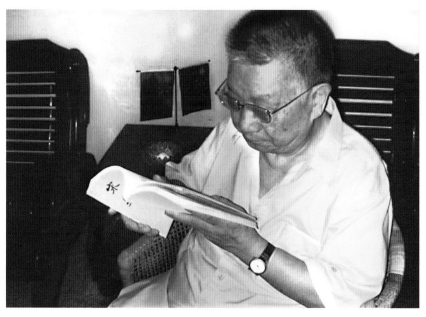

李今庸教授在研读史书

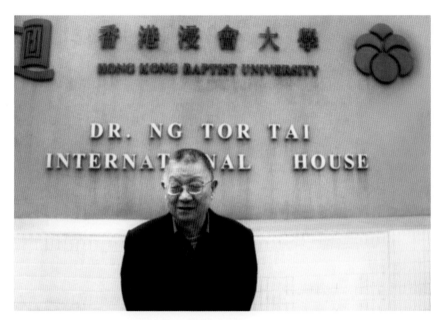

李今庸教授在香港浸会大学讲学期间留影

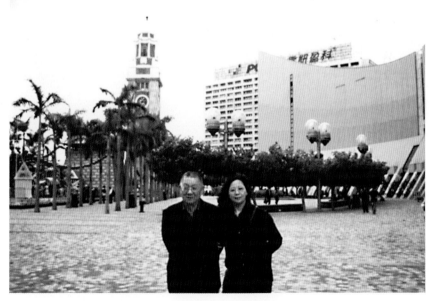

李今庸教授在香港讲学期间与女儿李琳合影

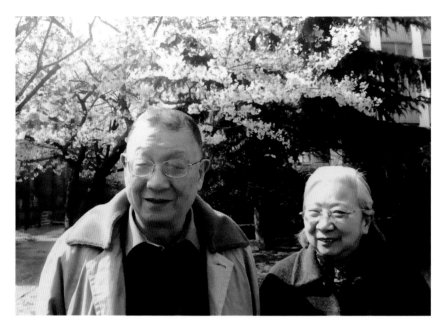

李今庸教授与夫人齐立秀合影

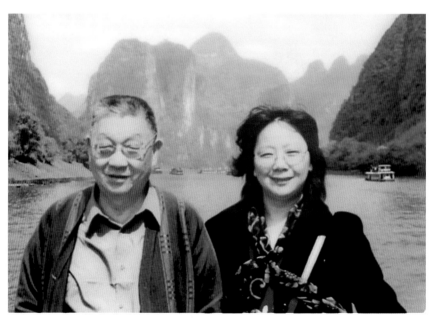

李今庸教授与女儿李琳合影

中国的长期封建社会中，創造了燦爛的古代文化。清理古代文化的发展过程，剔除其封建性的糟粕，吸收其民主性的精华，是发展民族新文化提高民族自信心的必要条件，但是决不能无批判地兼收並蓄。

摘自《新民主主义论》

李今庸教授书法（一）

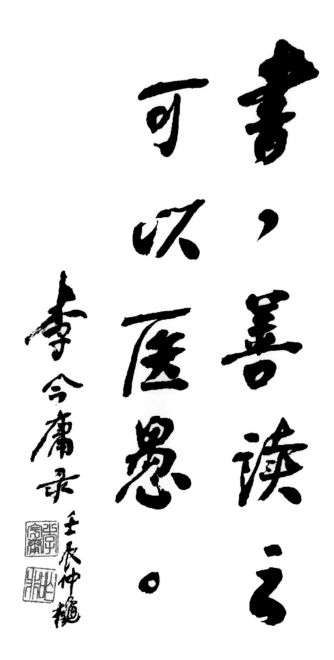

书，善读之可以医愚。

李今庸录 壬辰仲秋

李今庸教授书法（二）

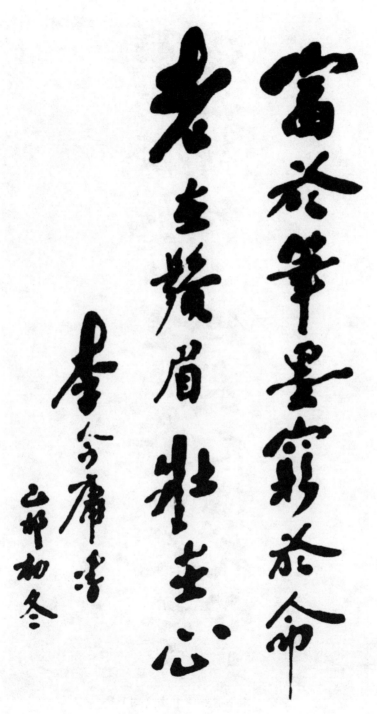

富於筆墨窮於命
老去鬚眉牡丹心

李今庸書
乙卯初冬

李今庸教授书法（三）

鞠躬厥職，岂能尽如人意；
竭诚斯任，但求无愧我心。

李今庸教授书法（四）

通古博今研岐黄　精勤不倦育桃李

（代总序）

　　李今庸先生，字昨非，1925 年出生于湖北省枣阳市唐家店镇一个世医之家。今庸之名取自《三字经》："中不偏，庸不易。"意为立定志向，矢志不移，永不改易。昨非，语出陶渊明《归去来兮辞》："实迷途其未远，觉今是而昨非。"含有不断修正自己错误认识的意思。书斋曰莲花书屋，义出周敦颐《爱莲说》："出淤泥而不染，濯清涟而不妖。"李今庸先生平生行止，诚如斯言。《孟子·滕文公章句上》说："舜何人也，予何人也，有为者亦若是。"他把这句话作为座右铭。

　　李今庸先生从医 80 载，执教 62 年，在漫长的医教研生涯中积累了宝贵的治学经验。其治学之道，建造了弟子成才的阶梯，是后学登堂入室的通途。听其教、守其道、恭其行者，多能登堂入室，攀登高峰。

博学强志　医教研优

　　李今庸先生 7 岁入私塾读书，开始攻读《论语》《孟子》《大学》《中庸》《礼记》等儒家经典，他博闻强志，日记千言，常过目成诵。1938 年随父学医，兼修文学，先后研读《黄帝内经》《针灸甲乙经》《难经》《伤寒论》《金匮要略》《脉经》《诸病源候论》《千金要方》《千金翼方》《外台秘要》《神农本草经》等，随后其父又命其继续攻读历代各家论著和各科著作，并指导他阅读《毛诗序》《周易》《尚书》等书。对于《黄帝内经》，他大约只用了一年的时间，即将其内容烂熟于心。现在只要提到《黄帝内经》的某一内容，他都能不假思索明确无误地给你指出，本段内容是在《素问》或《灵枢》的某一篇，所以被人们誉为"《内经》王""活字典"。

　　1961 年，时任湖北中医学院副院长的蒋立庵先生，将一本《江汉论坛》杂志给了李今庸先生。他认真阅读后，敏锐地意识到蒋老是希望他掌握校勘训诂学的知识，以便有效地研究整理古典医籍。从 20 世纪 60 年代初开始，他先后阅读了大量有关古代小学类书籍。通过认真阅读《说文解字》《说文解字注》《说文通训定声》《说文解字义证》《说文解字注笺》等，他对许学相当熟悉，又广泛阅读了雅学、韵书以及与小学有关的书籍。从此，他掌握了治学之道，并以此助推医教之道。

一般而言，做学问应具备三个条件：一为深厚的家学，二为名师指点，三为个人勤奋。这三点李今庸先生都具备了，所以先生才有了今天的成就。

李今庸先生在 1987 年到 1999 年间，先后被中国中医研究院（现中国中医科学院）研究生部、张仲景国医大学、长春中医学院（现长春中医药大学）等单位聘为客座教授和临床教授，为这些单位的中医药人才培养做出了贡献。1991 年 5 月被确认为第一批全国老中医药专家学术经验继承工作指导老师，同年获国务院政府特殊津贴；1999 年被中华中医药学会授予全国十大"国医楷模"称号；2002 年获"中医药学术最高成就奖"；2006 年获中华中医药学会"中医药传承特别贡献奖"；2011 年被国家中医药管理局确定为全国名老中医药专家传承工作室建设项目专家；2013 年 1 月被国家中医药管理局确定为首批中医药传承博士后合作导师，为国家培养中医药高层次人才。

校勘医典　著作等身

李今庸先生在治学上锲而不舍，勇攀高峰，正所谓"路漫漫其修远兮，吾将上下而求索"。他在 20 世纪 60 年代就步入了校勘医典这条漫长而又崎岖的治学之路。在这方面他着力最勤，费神最深，几乎是举毕生之力。他曾说道：首先要善于发现古书中的问题，然后对所发现的问题进行深入研究考证，并搜集大量的古代文献加以证实。当写成文章时，又必须考虑所选用文献的排列先后，使层次分明，说明透彻，让人易于读懂。如此每写一篇文章，头痛数日不已，然而他仍乐此不疲。虽是辛苦，然也获得了丰硕的成果。经一番整理后，不仅使这些古籍中的文字义理畅达，而且其医学理论也明白易晓，从而使千百年的疑窦涣然冰释，实有功于后学。

李今庸先生首创以治经学方法研究古典医籍。他将清朝乾嘉时期所兴起的治经学方法，引入到古医籍的研究整理之中。他依据训诂学、校勘学、音韵学、古文字学的基本原理，以及方言学、历史学、古文献学、考古学和历代避讳规律等相关知识，结合中医药学理论和临床实际经验，对古医书中的疑难问题进行了深入研究。对古医书中有问题的内容，则采用多者刈之、脱者补之、隐者彰之、错者正之、难者考之、疑者存之的方法，细心疏爬。他治学态度严谨，一言之取舍必有据，一说之弃留必合理。其研究所涉及的范围相当广泛，如《素问》《灵枢》《难经》《甲乙经》《太素》《伤寒论》《金匮要略》《神农本草经》《肘后方》《新修本草》《千金要方》《千金翼方》《马王堆汉墓帛书》以及周秦两汉典籍中有关医学的内容。每有得则笔之以文，其研究的千古疑难问题多达数百处。从20世纪50年代末至现在，他发表了诸如"析疑""揭疑""考释""考义"类文章200多篇。2008年，他在外地休养的时候，凭记忆又搜集了古医书中疑难之处88条；同时，还从《吕氏春秋》高诱训解的文字中，总结出声转可通的文字121例，其中部分内容现已整理成文，由此可见先生对古医籍疏爬之勤。

设帐杏坛　传道授业

李今庸先生执教已62个春秋，在中医教育学上，开创和建立了两门中医经典学科（《黄帝内经》《金匮要略》）。他先后长期系统性地给师资班、西学中班、本科生、研究生等各类不同层次学生讲授《金匮要略》《黄帝内经》《难经》及《中医学基础》等课程。自1978年开始，又在全国中医界率先开展《内经》专业研究生教育。同时，李今庸先生还担任北京中医两院（中国中医研究院、北京中医学院）研究生班《金匮要略》授课老师。1973年起，李今庸先生受邀赴原北京中医学院、原上海中医学院讲授《中医学基础》；1978年起，并先后赴辽宁、广西、上海等地的中医药院校讲授《黄帝内经》《金匮要略》等经典课程。

李今庸先生非常重视教材建设。1958年，他首先在原湖北中医学院筹建金匮（内科）教研组，并担任组长，其间独立编写了《金匮讲义》，作为本院本科专业使用。1963年独立编写了全国中医学院第二版试用教材《金匮要略讲义》，从而将《金匮》这一学科推向了全国；1973年，为适应社会上的需求，对该书稍作润色，作为全国中医学院第三版试用教材再版发行。1960年，独立编写了《医经选讲义》《内经讲义》，供湖北中医学院本科专业使用；1961 年，独立编写了《难经选读》《黄帝内经素问讲义》，供湖北中医学院本科专业、西医学习中医班使用；1962 年，独立编写了中医学院讲义《内经》（蓝本）；1963 年，赴江西庐山参加了全国中医学院第二版试用教材《内经讲义》的审稿定稿。1974 年协编全国中医学院教材《中医学基础》；1979 年，主编《内经选读》，作为原湖北中医学院中医研究生班前期课程中的《内经》试用教材，并亦供中医本科专业使用，该教材受到全国《内经》教师的好评；1978 年，参与编著高等中医药院校教学参考丛书《内经》；1982 年主编高等中医药院校本科生、研究生两用教材《黄帝内经选读》，1987 年为光明中医函授大学编写出版了《金匮要略讲解》。几十年来，李今庸先生为中医药院校教材建设，倾注了满腔心血。

李今庸先生注重师资队伍建设。先生在主持原湖北中医学院内经教研室工作时，非常重视对教师的培养。1981 年，他在教研室提出了"知识非博不能返约，非深不能至精"的思想。他要求教师养成"读书习惯和写作习惯"。为配合教师读书方便，他在教研室创建了图书资料室，收藏各类图书 800 余册，并随时对教师的学习情况进行督促检查。1983 年，他组织主持教研室教师编写刊印了《黄帝内经索引》；同时，他又组织主持教研室教师编写了《新编黄帝内经纲目》，作为本院及部分兄弟院校《内经》专业研究生学位使用教材。通过编辑书籍及教学参考资料，提高教师的专业水平。在对教师的使用上，尽量做到人尽其才，才尽其用。通过十几年坚持不懈努力，现已培养出一批较高素质的中医药教师队伍。

在半个多世纪的中医药教学生涯中，先生主张择人而教、因材施教，注重传授真知和问答教学。他要求学生学习中医时必须树立辩证唯物主义和历史唯物主义思维方式，将不同时代形成的医学著作和理论体系置于特定历史时代背景中研究，重视经典著作教学和学生临床实践。1962 年，先生辅导高级西医离职学习中医班集体写作《从藏府学说看祖国医学的理论体系》一文，全文刊登于《光明日报》，并被《人民日报》摘要登载、《中医杂志》全文收载，在全国产生了很大影响。

扎根一线　累起沉疴

李今庸先生在 80 年的医疗实践中，形成了独特的医疗风格、完整的临床医学思想，积累了大量的临床经验。其一，形成了完整的临床医学指导思想，即坚持辩证历史唯物主义思想指导下的"辨证论治"；其二，独创个人的临床医疗经验病证证型治疗分类约580余种，著有《李今庸临床经验辑要》《中国百年百名中医临床家丛书·李今庸》《李今庸医案医论精华》等临床著作。

李今庸先生通晓中医内外妇儿及五官各科，尤长于治疗内科和妇科疾病。在80年的临床实践中，他在内伤杂病的补泻运用上形成了自己独特的风格，即泻重痰瘀，补主脾肾。脾肾两藏，一为后天之本，一为先天之本，是人体精气的主要来源。二藏荣则一身俱荣，二藏损则一身俱损。因此，在治虚损证时，补主脾肾。在临床运用中，具体又有所侧重，小儿重脾胃，老人重脾肾，妇女重肝肾。慢性久病，津血易滞，痰瘀易生，痰瘀互结互病，易成窠囊。他对于此类病证的治疗是泻重痰瘀，或治其痰，或泻其瘀，或痰瘀同治。他临床经验丰富，辨证准确，用药精良，常出奇兵以制胜，其经验可见于《国医大师李今庸医学全集》中。

李今庸先生非常强调临床实践对理论的依赖性，他常说："治病如同打仗一样，没有一定的医学理论做指导，就不可能进行正确的医疗活动。"如1954年长江流域发大水，遭受特大洪涝灾害之时，奔赴一线的李今庸"抗洪抢险防病治病"工作队，以中医理论为指导，运用中药枯矾等，成功控制住了即将暴发的急性传染性消化道疾病；再如一壮年男子，突发前阴上缩，疼痛难忍，呼叫不已，李今庸先生据《素问·厥论》"前阴者，宗筋之所聚"，《素问·痿论》"阳明者，五藏六府之海，主润宗筋"的理论，为之针刺足阳明经之归来穴，留针10分钟，病愈，后数十年未再发，此案正印证了其善于以经典理论对临床的指导运用。李老常言："方不在大，对证则效；药不在贵，中病即灵。"

从1976年起，李老应邀赴北京、上海、南京、南宁、福州、香港、韩国大田等多地讲学，传授临床经验，深入开展中外学术交流。

振兴中医 奔走疾呼

李今庸先生作为一代中医药思想家，从未停止过对中医药学理论、临床、教育的反复深入思考。1982年、1984年，他两次同全国十余名中医药专家联名上书党中央、国务院，建议成立国家中医药管理总局，加强党对中医药事业的领导，受到中央领导重视和采纳。1986年国务院批示，1988 年，国家中医药管理局挂牌成立。其后，又积极支持组建中医药专业出版社。1989 年，中国中医药出版社成立。2003 年，向党中央和国务院领导写信陈述中医药学优越性和东方医学特色，建议制定保护和发展中医药的法规，同年，国务院颁布《中华人民共和国中医药条例》。

李老在担任湖北省政协常委及教科文卫体委员会副主任期间，深入基层考察调研，写了大量提案及信函建议。在湖北省第五届政协会议上，提出"请求省委、省政府批准和积极筹建'湖北省中医管理局'，以振兴我省中医药事业"等提案。2006 年，湖北省中医药管理局成立。

1980 年、1983 年等分别向省委、省政府致信建议召开李时珍学术会议，成立李时珍研究会，开展相关研究，为在全国范围内形成纪念李时珍学术活动氛围奠定了坚实根基。

1986 年李老当选为湖北省中医药学会理事长。此后，主持湖北省中医药学会工作长达二十余年。组织举行"鄂港澳台国际学术交流大会""国际传统医学大会"等各种大型中医药学术研讨会和国际学术交流会议。期间，连续数年主编有《湖北中医药信息》《中医药文化有关资料选编》等。

近年来，李老对中医药学术发展方向继续进行深入思考与研究。认为中西医学不能互相取代，只能在发展的基础上取长补短，必须努力促使西医中国化、中医现代化，先后撰写和发表了《论中医药学理论体系的构成和意义》《发扬中医药学特色和优势提高民族自信心和自豪感》《试论我国"天人合一"思想的产生及中医药文化的思想特征》《中医药学应以东方文化的面貌走向现代化》《关于中西医结合与中医药现代化的思考》《略论中医学史和发展前景》等文章。

今将李今庸先生历年写作刊印、出版和未出版的各种学术著作，集中起来编辑整理，勒成一部总集，定名为《国医大师李今庸医学全集》，予以出版，一则是彰显李老半个多世纪以来，在中医药学术上所取得的具有系统性和创造性的重要成就，二则是为中医药学的传承留下一份丰厚的学术遗产。

李今庸先生历年写作并刊印和出版的各种著作数十部，附列如下（以年代先后为序）：

《金匮讲义》，李今庸编著，原湖北中医学院中医专业本科生用教材。1959年，内部油印。

《内科学讲义》，李今庸编著，原湖北中医学院中医专业本科生用教材。1959年，内部刊印。

《中医学概论》，李今庸编著，原湖北中医学院中医专业本科生用教材。1959年，内部刊印。

《医经选讲义》，李今庸编著，原湖北中医学院中医专业本科生用教材。1960年，内部刊印。

《内经讲义》，李今庸编著，原湖北中医学院中医专业本科生用教材。1960年，内部刊印。

《难经选读》，李今庸编著，原湖北中医学院中医专业本科生用教材。1961年，内部刊印。

《黄帝内经素问讲义》，李今庸编著，原湖北中医学院中医专业本科生用、高级西医离职学习中医班用教材，1961年，内部刊印。

《内经》（蓝本），李今庸编著，原中医学院讲义，中医专业本科生用教材，1962年4月，内部刊印。

《金匮要略讲义》（蓝本），李今庸编著，原中医学院讲义，中医专业本科生用教材，1963年4月，内部刊印。

《金匮要略讲义》，李今庸编著，全国中医学院中医专业本科生用第二版统一教材。1963年9月，上海科学技术出版社出版。

《中医概论》，李今庸编著，原湖北中医学院中医专业本科生用教材，1965年9月，内部刊印。

《中医学基础》，李今庸编著，原湖北中医学院中医专业用教材。1971年，内部铅印。

《金匮要略释义》，李今庸编著，中医临床参考丛书，全国中医学院西医学习中医者、中医专业用第三版统一教材。1973年9月，上海科学技术出版社出版。

《内经选编》，李今庸编著，原湖北中医学院中医专业用教材，1973年，内部刊印。

《内经选编》，李今庸编著，原湖北中医学院中医专业本科生用教材，1977年，内部刊印。

《内经选读》，李今庸主编，原湖北中医学院中医专业本科生用教材。1979年5月，内部刊印。

《黄帝内经选读》，李今庸主编，原湖北中医学院中医专业本科生、研究生两用教材。1982 年，内部刊印。

《内经函授辅导资料》，李今庸主编，原湖北中医学院中医专业函授辅导教材。1983 年，内部刊印。

《读医心得》，李今庸著，研究中医古典著作中理论部分的学术专著。1982 年 4 月，上海科学技术出版社出版。

《中医学辩证法简论》，李今庸主编，全国中医院校教学教材参考用书。1983 年 1 月，山西人民出版社出版。

《黄帝内经索引》，李今庸主编，原湖北中医学院中医《内经》专业教学参考用书。1983 年 12 月，内部刊印。

《读古医书随笔》，李今庸著，运用考据学知识和方法研究古典医籍的学术专著。1984 年 6 月，人民卫生出版社出版。

《金匮要略讲解》，李今庸著，全国高等中医函授教材。1987 年 5 月，光明日报出版社出版，后由人民卫生出版社于 2008 年更名为《李今庸金匮要略讲稿》再版。

《新编黄帝内经纲目》，李今庸主编，中医内经专业研究生学位教材，以及西医学习中医者教学参考用书。1988 年 11 月，上海科学技术出版社出版。

《奇治外用方》，李今庸编著，运用现代思想和通俗语言，对中医药古今奇治外用方治给予整理的专著。1993 年 1 月，中国中医药出版社出版。

《湖北医学史稿》，李今庸主编，是整理和研究湖北地方医学史事的专门著作。1993 年 5 月，湖北科学技术出版社出版。

《李今庸临床经验辑要》，李今庸著，作者集数十年临床医疗实践之学术思想和临证经验的总结专著。1998 年 1 月，中国医药科技出版社出版。

《古代医事编注》，李今庸编著，选录了古代著名典籍笔记中关于中医药医事史料文献而编注的人文著作。1999 年，内部手稿。

《中华自然疗法图解》，李今庸主编，刮痧疗法、按摩疗法、针灸疗法和天然药食疗法等中医自然疗法治病图解的专著。2001 年 1 月，湖北科学技术出版社出版。

《中国百年百名中医临床家丛书·李今庸》，李今庸著，作者集多年临床学术经验之专著。2002 年 4 月，中国中医药出版社出版。

《中医药学发展方向研究》，李今庸著，研究中医药学发展方向的专著。2002 年 9 月，内部刊印。

《古医书研究》，李今庸著，继《读古医书随笔》之后，再以校勘学、训诂学、音韵学、古文字学、方言学、历史学以及古代避讳知识等，研究考证中医古典著作的学术专著。2003 年 4 月，中国中医药出版社出版。

《中医药治疗非典型传染性肺炎》，李今庸编著，选用报刊上有关中医药治疗

"非典"（严重急性呼吸综合征）的内容，集而成册。2003 年 8 月，内部刊印。

《汉字、教育、中医药文化资料选编》（1－6 编），李今庸编著，选用报刊上发表的有关文字文化、教育和中医药文化资料而汇编的专门集册。2003—2009 年，内部刊印。

《舌耕馀话》，李今庸著，作者在兼任政协等多项社会职务期间，从事中医药事业的医政医事专门著作。2004 年 10 月，中国中医药出版社出版。

《古籍录语》，李今庸编著，选录古代典籍中关于启迪思想，予人智慧，为人道德之锦句名言而编著的人文专著。2006 年 8 月，内部刊印。

《李今庸医案医论精华》，李今庸著，作者临床验案精选和中医学术问题研究的专著。2009 年 4 月，北京科学技术出版社出版。

《李今庸中医科学理论研究》，李今庸著，中医科学基础理论体系和基本学术思想研究的专著。2015 年 1 月，中国中医药出版社出版。

《李今庸黄帝内经考义》，李今庸著，作者历半个世纪对《黄帝内经》疑难问题研究的学术专著。2015 年 1 月，中国中医药出版社出版。

《李今庸临床用方集粹》，李今庸著，是收集荟萃作者数十年临床医疗经验用方的专著。2015 年 1 月，中国中医药出版社出版。

《李今庸读古医书札记》，李今庸著，辑作者历年来在全国各地刊物上发表的关于古典医籍和古典文献的考释、考义、揭疑、析疑类文章的学术著作。2015 年 4 月，科学出版社出版。

《李今庸特色疗法》，李今庸主编，整理和总结了具有中医学特色的穴敷疗法、艾灸疗法、拔罐疗法、耳穴贴压法等治疗病证的专著。2015 年 4 月，科学出版社出版。

《李今庸经典医教与临床研究》，李今庸著，作者集中医经典教学和经典性临床研究的教研专著。2016 年 1 月，科学出版社出版。

《李今庸医惑辨识与经典讲析》，李今庸著，对有关经典医籍、医学疑问的解疑辨惑及经典著作课堂讲解分析的学术专著。2016 年 1 月，科学出版社出版。

《李今庸临床医论医话》，李今庸著，作者关于中医临床的医学论述和医语医话的学术专著。2017 年 3 月，中国中医药出版社出版。

《李今庸中医思考·读医心得》，李今庸著，作者独立思考中医药学实质和中医药学术发展方向性研究的学术专著。2018 年 3 月，学苑出版社出版。

《续古医书研究》，李今庸著，为《古医书研究》续笔，再以开创性的中医治经学方法继续研究中医古典著作之学术力作。

另有待出版著作（略）。

李琳　湖北中医药大学
2018 年 5 月 1 日

通古博今研岐黄　精勤不倦育桃李

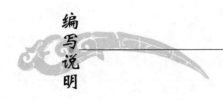

编写说明

　　本讲义是根据中共中央〔1978〕56 号文件精神和卫生部 1978 年 3 月颁发的医药院校中医专业教学计划的原则，为加深学生对中医基础理论的理解，并在此过程中培养阅读古典医籍的能力，在 1979 年编写的，拟作为我院（湖北中医学院）中医研究生班前期课程中的内经试用教材。其中标有※符号的原文部分，暂定为中医本科班内经课的教学内容。

　　由于《内经》篇幅大、内容多，为了更好地取其精华，并适应教学的需要，本讲义仍采用我院（湖北中医学院）1973 年、1977 年两次编写《内经选编》的原文节选、归类分章的方式，从《素问》46 篇、《灵枢》30 篇中共选出 189 段原则性较强，指导意义较大的原文，分为七章进行了注释。

　　本《选读》的编写体例，主要包括原文、词解（与校勘）、释义三项，必要时在释义后加有编者按语。所选每段原文冠以篇名，凡未冠篇名的，原文出处同前段；词解包括对字音、词义以及少数短句的注解等内容；释义是对原文内容和意义的阐释。每章的开始写有概述，指出该章的概念和基本精神，章末写有全章内容的小结。

　　本《选读》所辑原文，《素问》和《灵枢》均据人民卫生出版社 1956 年版影印本。所选原文中若有错讹的字、句，一般均在校勘中作了说明，个别处需删去的文字，用"……"号标记。

　　编写本讲义的主要参考书有：《黄帝内经素问》王冰注本，马莳《内经素问注证发微》《内经灵枢注证发微》，吴昆《内经吴注》，张介宾《类经》，汪昂《素问灵枢类纂约注》，张志聪《素问集注》《灵枢集注》，高士宗《素问直解》，以及《难经》《针灸甲乙经》（简称《甲乙经》），《黄帝内经太素》（简称《太素》），《脉经》《诸病源候论》（简称《病源》），《备急千金要方》（简称《千金方》），《外台秘要》（简称《外台》），《校注十四经发挥》（简称《发挥》），《铜人腧穴针灸图经》（简称《铜人》）等。

　　《内经》是重新开设的课程，对于教材编写和教学方法，我们都还没有经验，加之水平有限，编写时间仓促，讲义中肯定会存在不少问题，恳请批评指正，以利于教学质量的提高。

编者
1979 年 5 月

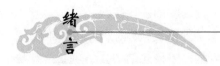

绪言

　　《黄帝内经》（以下简称《内经》），是我国现存中医文献中较早的一部典籍。《内经》成书于战国后期，随着医药学的发展，秦汉时期续有补充。它并非出自一时一人的手笔，而是古代劳动人民长期与疾病做斗争的经验总结，是一部经过多次修订而成的医学巨著。

　　《内经》包括《素问》和《灵枢》两个部分。现在通行的《黄帝内经素问》24卷81篇是唐代王冰次注、宋代林亿等校正的传本，《灵枢经》24卷（后并为12卷）81篇（第七十二、第七十三篇已佚），是宋代史崧整理的传本。共计162篇。

　　《内经》运用古代哲学阴阳五行学说的观点和方法，系统地总结了战国及其以前的医疗实践经验和散在的医学理论，比较全面地阐述了中医学的学术思想和理论原则，为祖国医学理论体系的形成和发展奠定了坚实的基础，为中华民族的繁衍昌盛作出了巨大的贡献。

　　《内经》包含着十分丰富的医学内容。它以长期的生活实践和医疗实践为基础，以整体恒动观为指导，创立了以五脏六腑为中心，外与五时六气相应，内与五官、五体等相配，系统阐明整体生理功能及病理变化的脏象学说；厘定了以十二经脉为主体，内属于脏腑、外络于肢节的经络系统；它以正邪相搏的观点来阐述疾病的发生和发展，强调了正气在发病和疾病发展变化过程中的主导作用，它从人与自然息息相关的认识角度，提出了六淫、七情、饮食劳倦等病因学说，以及邪生于阴和邪生于阳的病因分类法；它按"有诸内，必形诸外"的观点，依据丰富的实践经验，总结出了望、闻、问、切的四诊方法；并特别强调了望神、察色、按脉在诊断中的重要作用；它以脏象、经络学说和病因学说的理论为基础，联系临床实践，提出了脏象，经络病机的分证方法；它还总结出了治疗中的一系列基本原则、方法以及配方用药法则等等内容。总之它对脏象、经络、病因、病机、病证、诊法、论治、摄生等方面作了较为系统的论述，确立了一套比较完整和系统的中医学理论体系，两千多年来，一直有效地指导着祖国医学的临床实践。

但是，由于当时历史条件和科学水平的限制，《内经》中的唯物主义思想和辩证法观点还是朴素的、自发的和不彻底的，其中还夹杂有些不切实际的东西；在医学发展史的认识方面，也含有某些历史唯心主义的观点。为此，根据内经课的课时和教学要求，力求以历史唯物主义和辩证唯物主义的观点为武器，将《内经》中关于中医基本理论的内容有选择地节编成这本教材。在学习过程中，我们要坚持实践是检验真理的唯一标准，努力继承和发掘，为进而运用现代科学的知识和方法，促进中医学发展，创立我国统一的新医药学作贡献。

编者
1979 年 5 月

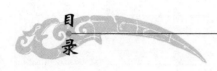
目 录

内
经
选
读

第一章　阴阳五行

概　述

　　阴阳五行学说是我国古代朴素的辩证法思想。它是古人在长期的生活生产实践中，观察宇宙间一些自然现象后，经过分析归纳而概括出的事物发展变化的规律。它在祖国医学里，贯穿于人体的解剖、生理、病理、诊断、治疗以及预防等各方面。它作为我国古代医学的思想方法，几千年来一直指导着祖国医学的临床实践，促进了我国古代医学的发展。

　　阴阳并不是固定指某一或某些物质，而是对一切事物的属性及其发展变化规律的概括。

　　它阐明一切事物都存在着互相对立而又相互联系的两个方面，并通过这两个方面的互相斗争促进事物的发展变化。阴阳学说具有对立互根、相互消长及转化等规律。

　　五行学说认为自然界的事物都存在着相互滋生、相互制约的关系。它运用取象比类的方法，把自然界的万事万物加以归类串联，并用来说明事物相互之间的关系及其运动发展。

　　阴阳学说和五行学说紧密结合、相互为用，统称为阴阳五行学说。《内经》以阴阳五行学说为思想方法，概括和说明了人体的生理功能、病理变化、诊断治疗以及人体与外界环境的相互关系等基本内容，因此阴阳五行学说已成为祖国医学理论体系的一个组成部分。

一、阴阳

※（一）《素问·阴阳应象大论》：阴阳者，天地之道[1]也，万物之纲纪[2]，变化之父母[3]，生杀之本始，神明[4]之府[5]也。治病必求于本。

【词解】

1. 天地之道　天地，泛指自然界和人类社会。道，即道理、规律之意。

2. 纲纪　张介宾说："大曰纲，小曰纪，总之曰纲，周之为纪。"即大纲小目的意思。

3. 父母　含有来源或根本的意思。

4. 神明　此处泛指事物内部的变化及其外在征象。

5. 府　凡物积聚的地方称为府。

【释义】

提要：本段阐述了阴阳学说总概念及对治病的指导意义。

宇宙间任何事物和现象，都具有阴阳既对立而又统一的两个方面，这是存在于自然界的一个普遍规律。阴阳可以作为万事万物归纳分类的纲领。阴阳的矛盾运动，是一切事物变化发展的根本和生长毁灭的渊源。事物内部的变化及其外在征象的表现，都是由阴阳的运动所产生的。总之，宇宙间一切事物的发生、发展、变化及毁灭都离不开阴阳对立统一的法则。因此，对于疾病的诊治，也必须抓住阴阳这个纲，才能从根本上解决问题。

（二）《灵枢·根结》：阴道偶[1]，阳道奇[2]。

【词解】

1. 偶　双数。

2. 奇　单数。

【释义】

提要：本段以数量的奇偶，显示阴阳的差异性、相对性及其变化无穷的基本特性。

张介宾说："奇者，数之单，如一、三、五、七、九是也。偶者数之拆，如二、四、六、八、十是也。"一、二、三……十，这十个数字可以变化出无穷无尽的数字，是计算一切的基数。数量的奇偶，表现了阴阳基本形态的不平衡性，表示了阴阳对立双方的完全不等同。一、三、五、七、九等单数，和二、四、六、八、十等双数具有强烈的差异性，这也表示出阴阳对立双方的强烈差异性。差异就是矛盾，矛盾就是斗争，阴阳的对立斗争是绝对的。

【按语】

《素问·太阴阳明论》："阳道实，阴道虚。"虚者不足，实者有余。不足和有余，也表示了阴阳对立双方强烈的差异性。这两段原文说明了阴阳虚实奇偶的基本特性，说明阴阳的差异无处不有，阴阳的对立变化无穷。阴阳双方的斗争是绝对的，并推动着一切事物的发展。

（三）《素问·阴阳离合论》：阴阳者，数^{1}之可十，推^{2}之可百，数之可千，推之可万，万之大，不可胜数，然其要一^{3}也。

【词解】

1. 数　作计算解。

2. 推　推演的意思。

3. 一　吴昆说："其要则本于一阴一阳也。"

【释义】

提要：本段说明阴阳在运用上的广泛性和原则性。

宇宙间的一切事物，都存在着阴阳既对立又统一的两个方面。由于客观事物千差万别、千变万化，在阴阳推演的过程中，可以由十到百，由千到万，以至无穷无尽，这说明阴阳的应用范围极为广泛。不管客观事物多么复杂，但归纳起来总不外乎阴阳变化的道理。

【按语】

阴阳学说作为朴素的辩证法，是古代人们用以认识说明自然界一切事物和现象的一种思想武器，其运用范围是非常广泛的。在祖国医学领域里，它既可用以概括说明人体生理活动和病理变化规律，又可用以指导诊断、治疗、用药等临床实践。因此，阴阳学说是我们学习祖国医学的基本内容之一。

※（四）《素问·金匮真言论》：1）阴中有阴，阳中有阳。平旦[1]至日中[2]，天之阳，阳中之阳也；日中至黄昏，天之阳，阳中之阴也；合夜[3]至鸡鸣，天之阴，阴中之阴也；鸡鸣至平旦，天之阴，阴中之阳也，故人亦应之。

2）夫言人之阴阳，则外为阳，内为阴；言人身之阴阳，则背[4]为阳，腹为阴；言人身之脏腑中阴阳，则脏者为阴，腑者为阳。肝、心、脾、肺、肾五脏皆为阴，胆、胃、大肠、小肠、膀胱、三焦六腑皆为阳。……3）故背为阳，阳中之阳，心也。背为阳，阳中之阴，肺也。腹为阴，阴中之阴，肾也。腹为阴，阴中之阳，肝也。腹为阴，阴中之至阴，脾也。此皆阴阳表里、内外，雌雄[5]相输应也[6]，故以应天之阴阳也。

【词解与校勘】

1. 平旦　即清晨。

2. 日中　即中午。

3. 合夜　合，疑为"台"字之误。台读为"始"。

4. 背　张介宾说："心肺居于膈上，连近于背，故为背之二阳脏，肝脾肾居于膈下，藏载于腹，故为腹之三阴脏。"此处以背与腹上下相对而言，"背"可作胸腔部位来解释，"腹"可作腹腔部位来解释。

5. 表里、内外、雌雄　表阳，里阴；内阴，外阳；雌阴，雄阳。都可以用阴阳加以概括。

6. 输应　交相对应的意思。

【释义】

提要：以昼夜四时及人体阴阳的分类来说明万物阴阳属性的相对性。

本段说明事物阴阳属性的相对性。阴阳代表一切事物对立而又统一的两个方面。阴阳之中还有阴阳，阴中有阴，阳中有阳。以昼夜来说，则白天为阳，黑夜为阴。如果更进一步区分，就白天来说，则清晨到中午，为阳中之阳；中午到黄昏，是阳中之阴；就黑夜来说，黄昏到半夜，为阴中之阴；从半夜到清晨，是阴中之阳。同样，也可以用这个道理来分析人体阴阳。

如果用阴阳来概括人体部位和脏腑的属性，体表在外属阳，脏腑在内属阴；以人身上下区分，则背部为阳，腹部为阴；以脏和腑区分，则肝、心、脾、肺、肾五脏藏而不泻属阴，胆、胃、大肠、小肠、膀胱、三焦六腑泻而不藏属阳。五脏又可进一步分出阴阳，心肺同居膈上胸背部，在部位上属阳，但心属火通夏气，肺属金通秋气，故心为阳中之阳，肺为阳中之阴；肝脾肾居于膈下腹部属阴，但肾属水通冬气，故为阴中之阴；肝属木通春气，故为阴中之阳；脾属土通长夏湿气，故为阴中之至阴。以上这些，都说明人体阴阳、表里、内外、雌雄的相对属性，与自然界阴阳变化的道理是相应的。

※（五）《素问·阴阳应象大论》：清阳为天，浊阴为地。地气上为云，天气下为雨。雨出地气，云出天气。故清阳出上窍[1]，浊阴出下窍[2]；清阳发腠理[3]，浊阴走五脏；清阳实四肢，浊阴归六腑。

【词解】

1. 上窍　指眼、耳、口、鼻七窍。

2. 下窍　指前后二阴。

3. 腠理　指皮肤肌肉的纹理及汗孔。

【释义】

提要：本段以自然界中云和雨的变化，结合人体的生理活动说明阴阳互根的关系。大自然的清阳之气上升为天，浊阴之气下降为地，地阴之气受阳热的蒸发升腾于天以成云，天阳之气被阴寒凝聚下降于地而成雨。所以，雨是地气上升之云转变而成的，云是天气下降之雨蒸发而成的。同样，在人体，阳主升，故人的清阳之气（即精气），上升充养七窍，以维持五官的功能；阴主降，故人的浊阴之气（即糟粕）下降从二便排出。同时，阳主外，故清阳之气宣发、充实于肌腠四肢；阴主内，故水谷传化于六腑，其精微贯注于五脏。

※（六）《素问·阴阳应象大论》：积阳为天，积阴为地。阴静阳躁。阳生阴长，阳杀阴藏¹。阳化气，阴成形。寒极生热，热极生寒。寒气生浊，热气生清，清气在下，则生飧泄²，浊气在上，则生䐜胀³，此阴阳反作⁴，病之逆从也。

【词解】

1. 阳生阴长，阳杀阴藏　张介宾说："此即四象之义。阳生阴长，言阳中之阴阳也。阳杀阴藏，言阴中之阴阳也。盖阳不独立，必得阴而后成。如发生赖于阳和，而长养由乎雨露，是阳生阴长也。阴不自专，必因阳而后行。如闭藏因于寒冽，而肃杀出于风霜，是阳杀阴藏也。"

2. 飧泄　飧音孙。飧泄是完谷不化的泄泻。

3. 䐜胀　䐜音撑，肉胀起也。此处"䐜胀"指胸膈胀满不舒。

4. 阴阳反作　反作即反常之意。指阴阻失调升，降紊乱。

【释义】

提要：本段用阴阳阐明了某些自然现象和人体的生理病理变化的规律。在自然界，阳气清轻，故汇合于上而为天。阴气重浊，故积聚于下而为地。阴性柔而主安静有常，阳性刚而主躁动不息。生长收藏是自然界四季的生化规律。生长属阳，但必须阳和阴濡；收藏属阴，但必须阳收阴敛。因此，所谓阳生阴长，阳杀阴藏，主要是说明生长和收藏都是阴阳两方面共同作用的结果，阴阳运动是万物生长收藏的根源。阳动而散，故化气而产生功能活动，阴静而凝，故赋形而构成物质基础。一切事物发展到一定极限的时候，其阴阳两方面，便各自向着相反的方向或地位转化，如隆冬寒到了极点，就逐渐转化为春夏之热。夏暑热到了极点，则逐渐转化为秋冬之寒。这种"物极必反"的现象，反映了阴阳相互转化的规律。寒气凝滞，故成浊阴；热气流散，故生清阳。人身清阳之气向上而升，浊阴之气向下而降。若清阳之气下陷而不升，就可能发生完谷不化的泄泻；浊阴之气上逆而不降，就可能发生胸膈胀满等证候，这些都是阴阳的失调，因而导致了上述的病证。

※（七）《素问·阴阳应象大论》：阴味出下窍，阳气出上窍。味厚者为阴，薄为阴之阳。气厚者为阳，薄为阳之阴。味厚则泄，薄则通；气薄则发泄，厚则发热。壮火[1]之气衰，少火[2]之气壮；壮火食[3]气，气食[4]少火；壮火散气，少火生气。

【词解】

1. 壮火　亢盛的阳气。

2. 少火　正常的温和阳气。

3. 食　同"蚀"，消耗的意思。

4. 食　读"饲"，作饲养讲。此句是倒装文。

【释义】

提要：本段运用阴阳对立互根的理论，论述了饮食、药物的性能以及火与气的辩证关系。

以饮食、药物的气味来分阴用，味重浊属阴，故多下行而走下窍。气清轻属阳，故多上行而达上窍。气味阴阳之中，又可分阴阳，如味为阴，味厚者则为纯阴，味薄者则为阴中之阳；气为阳，而气厚者为纯阳，气薄者为阳中之阴。阴主沉降，故味厚者为纯阴而有下泄的作用，味薄者为阴中之阳，则有疏通经络气血的作用。阳主升散，气薄者为阳中之阴，故能宣泄于肌表，气厚者为纯阳则能助阳发热。"火"，代表着自然界及人身的阳气，而火又有少壮之分。"壮火"就是太过或亢盛的阳气，它能耗散或损伤正气。如在酷暑骄阳下，农作物会干枯萎黄，或人体中暑时的高热汗出、少气乏力，便是"壮火食气"的例证。反之，自然界温和的阳气能生长万物，人体正常的阳气能温煦脏腑组织以抗御外邪，这就是"少火生气""气食少火"的意思。

【按语】

本段所论气味阴阳，是古人通过长期实践总结出来的饮食、药物性能作用的一般规律，为后世药物学的四气五味、升降浮沉等理论提供了依据。

（八）《灵枢·论疾诊尺》：四时之变[1]，寒暑之胜，重[2]阴必阳，重阳必阴。故阴主寒，阳主热。故寒甚则热，热甚则寒。故曰：寒生热，热生寒，此阴阳之变也。

【词解】

1. 四时之变　就是四时气候的变化。张介宾说："阴阳之气，极则必变，故寒极则生热，热极则生寒，此天地四时消长更胜之道也。"

2. 重　重复、盛极的意思。

【释义】

提要：本段以四时寒热的变化，说明阴阳消长及转化的规律。

四季的变化，即由风和日暖的春季逐渐演变到炎热酷暑的夏季；夏至之后，开始转凉变阴，再由收敛肃杀的秋季而逐渐演变为寒气凛冽的冬季；到了冬至之后，气候又开始转温，这种寒热的更递变化体现了阴阳消长和转化的规律。阴气主要表现为寒，阳气主要表现为热。"寒甚则热，热甚则寒""寒生热，热生寒"同"重阴必阳，重阳必阴"是一个意思，都是指寒（阴）、热（阳）发展到一定阶段就会相互转化、变换其位置，这是阴阳变化酌规律。

※（九）《素问·阴阳应象大论》：阴胜[1]则阳病，阳胜则阴病。阳胜则热，阴胜则寒。重寒则热，重热则寒。

【词解】

1. 胜　偏胜的意思。

【释义】

提要：本段说明阴阳偏胜的病理变化、证候特点及寒热证的转化。

人体的阴阳须保持相对的平衡，如果阴寒之邪偏胜，必然导致阳气受损的病变，即"阴胜则阳病"；同样，阳热之邪偏胜，必然产生阴液耗伤的病变，即"阳胜则阴病"。阳胜阴伤则表现热证；阴胜阳耗则表现寒证，这是由阴阳之气的消长而产生寒热病证的一般规律。寒热阴阳证发展到极点的时候，可以互相转化，此与本章第六段的"寒极生热""热极生寒"同义，这种情况在某些重证病例可以见到。

【按语】

"重寒则热，重热则寒"，除了上面的解释外，还有一种说法：阴寒太盛，逼阳外浮而出现"假热"之象，如《伤寒论》中的通脉四逆汤证等；阳热内闭而出现"假寒"之象，如《伤寒论》中热深厥亦深的白虎汤证等。这两种解释在理论和实践上都有意义，但一者是本质的变化，一者仅为假象，临证时应细辨。

※（十）阴在内，阳之守[1]也，阳在外，阴之使[2]也。帝曰：法[3]阴阳奈何？岐伯曰：阳胜则身热，腠理闭，喘粗为之俯仰[4]，汗不出而热，齿干以烦冤[5]，腹满死，能[6]冬不能[6]夏；阴胜则身寒，汗出，身常清，数栗而寒，寒则厥[7]，厥则腹满死，能[8]夏不能[6]冬，此阴阳更胜[8]之变，病之形能[9]也。

【词解】

1. 守　王冰说："阴静故为阳之镇守。"

2. 使　王冰说："阳动故为阴之役使。"

3. 法　张介宾说："法，则也。"此处指运用阴阳规律说明病理变化及其表现。

4. 俯仰　形容呼吸困难的状态。

5. 烦冤　即烦闷。

6. 能　此处音义均同"耐"字。

7. 厥　此处作四肢逆冷解。

8. 更胜　张介宾说："更胜，迭为胜负也，即阴胜阳病、阳胜阴病之义。"

9. 形能　此处"能"通"态"字。形能，指证候。

【释义】

提要：本段主要阐述阴阳互用的道理以及举例说明阴阳偏胜的病理和证候。

阴阳是相互依存、相互为用的。阴在内，为阳的镇守。例如人体的阳气主要运行于表而行使卫外的功能活动，但它必须以阴精作为依附，并不断地得到阴精的充养，才能正常地发挥作用。阳在外，为阴行使职权。例如人体内的阴精（精、血、津液等）能够发挥营养作用、供给身体需要，必须依赖阳气的气化功能和卫护作用。人体的阴阳处于相对的动态平衡中则健康无病，阴阳的偏盛偏衰则是患病的主要机理之一。阳主热，所以阳气偏盛则出现身热，如果阳邪壅盛于体内，导致气机不能宣通，腠理闭塞，则表现为无汗，气粗喘促，呼吸困难。阳热损耗阴液则齿干，虚热内扰则烦闷，如果因阴津耗竭，导致脾土不运，胃气败绝而腹满，就可能引起死亡。由于这是阳热重证，所以能耐受冬天之寒，而不能耐受夏天之热。阴主寒，所以阴气偏胜则身寒，如果阴寒之邪损伤了阳气，导致卫阳不固则引起汗出，全身清冷，甚则发生战栗、手足冰冷之象。如果因阳气衰微，导致中土不运而出现腹满等危候，也可能引起死亡。由于是阴寒重证，所以能耐受夏天之热，而不能耐受冬天之寒。这就是阴阳相互胜衰变化在证候方面的表现。

※（十一）《素问·六微旨大论》；出入废，则神机化

灭¹，升降息，则气立孤危²。故非出入，则无以生长壮老已；非升降，则无以生长化收藏。是以升降出入，无器不有，故器者生化之宇³，器散则分之⁴，生化息矣。故无不出入，无不升降，化有大小，期有近远，四者之有，而贵常守，反常则灾害至矣。

【词解】

1. 神机化灭　张介宾说："凡物之动者，血气之属也，皆生气根于身之中，以神为生死之主，故曰神机。然神之存亡由于饮食呼吸之出入，出入废则神机化灭，而动者息矣。"所以神机指动物的生命活动，神机化灭就是指生命活动终结。

2. 气立孤危　张介宾说："物之植者，草木金石之属也。皆生气根于形之外，以气为荣枯之主，故曰气立。然气之盛衰，由于阴阳之升降，升降息则气立孤危，而植者败矣。"所以气立指植物的生长化育，气立孤危就是指植物的生长化育停止。

3. 器者生化之宇　张介宾说："夫形所以存神，亦所以寓气，凡物之成形者皆曰器，而生化出乎其中，故谓之生化之宇。"

4. 器散则分之　"器散"是指形体的瓦解，"分之"是指升降出入的分离。

【释义】

提要：本段说明阴阳的升降出入运动，是一切生命活动的基本形式之一。

动物的生长壮老过程，如果没有饮食呼吸的出入，其生命活动就终结了，植物的生长发育，如果没有阴阳之气的升降，就不能继续生长化育。所以生物没有阴阳出入升降的运动，就不可能有动物出生、发育、壮盛、衰老、死亡的生命过程和植物新生、长大、开花、结实、潜藏的生化过程。总之，升降出入存在于一切有生命的物体之中，任何生物都处在"无不出入，无不升降"的不断代谢过程中。如果生物的形体分化瓦解，则说明升降出入已经分离，生命活动也就停止了。所以没有阴阳出入升降运动，就没有生命的存在。当然，升降出入运动有规模大小、时间长短的不同，但这种运动形式必须保持相对的平衡协调，如果升降出入的运动失调，那就会发生病害。

（十二）《素问·四气调神大论》：夫四时阴阳[1]者，万物之根本也。所以圣人春夏养阳，秋冬养阴[2]，以从其根，故与万物沉浮于生长之门[3]，逆其根则伐其本，坏其真矣。故阴阳四时者，万物之终始也，死生之本也。逆之则灾害生，从之则苛疾[4]不起，是谓得道[5]。

【词解】

1. 四时阴阳　四时，即四季。春夏属阳，秋冬属阴。

2. 春夏养阳，秋冬养阴　高士宗说："四时之太少阴阳者，乃万物之根本也。所以圣人春夏养阳，使少阳之气生，太阳之气长。秋冬养阴，使太阴（当作"少阴"）之气收，少阴（当作"太阴"）之气藏也，养阳养阴以从其根。"

3. 生长之门　指一切生物生、长、化、收、藏的生命过程。

4. 苛疾　苛，同"疴"，病也。

5. 得道　得，作"合"字讲；道，规律。

【释义】

提要：本段主要说明四时阴阳的变化和养生防病的密切关系。

春夏秋冬四时的阴阳变化，决定着自然界生、长、化、收、藏的发展过程，人的养生，在生活起居、精神活动等方面，应该适应四时阴阳的变化。春夏注意调养阳气，秋冬注意顾护阴气，才能同自然界其他生物一样保持旺盛的生命力而延年益寿，如果违反了这个原则，就会损伤生命的根本，耗竭元真之气。所以说阴阳四时的变化，决定着万物生长衰老的生命过程，违反四时阴阳的变化，便要产生灾害，顺从它就不会发生疾病。这些都是符合客观规律的。

二、五行

（十三）《素问·天元纪大论》：天有五行御[1]五位，以生寒暑燥湿风；人有五脏化五气[2]，以生喜怒思忧恐。

【词解】

1. 御　统也，主也。
2. 五气　这里指五脏的精气。

【释义】

提要：本段说明五行和五位、五气、五脏、五志的关系。

古人采取取象比类的方法，把自然界春、夏、长夏、秋、冬季节的迁移，东、南、中央、西、北五方之位等，与木、火、土、金、水五行进行归类相配。由于五行内应肝、心、脾、肺、肾五脏，从而把五脏精气产生的喜、怒、思、忧、恐五种情志活动也联系起来，以此概括和说明自然界以及人体的内在联系和运动变化。所以五行和阴阳一样，是作为朴素的辩证法思想而运用于祖国医学的。

（十四）《素问·宝命全形论》：木得金而伐[1]，火得水而灭，土得木而达[2]，金得火而缺[3]，水得土而绝[4]。万物尽然，不可胜竭[5]。

【词解】

1. 伐　伤伐的意思。
2. 达　《说文》："达，行不相遇也。"行不相遇，即阻隔之义。
3. 缺　作"失"字解。这里指失去原形的意思。
4. 绝　断绝的意思。
5. 胜竭　作"穷尽"解。

【释义】

提要：本段说明五行相互克制的规律。

由于金克木，所以木气遇到金气就会被伤伐；因为水克火，所以火气遇到水气就会熄灭；由于木克土，所以土气遇到木气就发生阻隔；因为火克金，所以金气遇到火气就会被伤缺；由于土克水，所以水气遇到土气就会被断绝。古人认为自然界事物之间都存在着这样相互克制的关系，并用以解释事物的联系和变化。在祖国医学里，主要用以解释五脏之间的生理、病理关系，并指导诊断和治疗的临床实践。

※（十五）　《素问·六微旨大论》：亢^1 则害，承^2 乃^{3}制^4，制则生化，外列盛衰，害则败乱，生化大病。

【词解】

1. 亢　亢盛、太过的意思。

2. 承　承继的意思。

3. 乃　作"才"字解。

4. 制　制约的意思。

【释义】

提要：本段阐明五行之间正常制约的重要性和相克太过的危害性。

本段包含两个方面的内容：一是亢则害，害则败乱，生化大病。一是承乃制，制则生化，外列盛衰。前者指某一行之气太过则产生损害作用，害则正常的生化机能发生紊乱、形体衰败，从而产生严重病变，这是属于异常的情况。后者指某一行之气亢盛时，另一行能承继着予以制约，有了制约则亢者不能为害，就能保持制化，从而使万物陈列于大自然中，随着生长化收藏的规律，当盛者盛，当衰者衰。

【按语】

以上两段说明生克制化是五行学说的基本规律。只有懂得了制化的道理，才能掌握五行学说的精神实质。张介宾说得好："盖造化之几，不可无生，亦不可无制，无生则发育无由，无制则亢而为害。生克循环，运行不息，而天地之道，斯无穷已。"

※（十六）《素问·五运行大论》：气有余，则制己所胜[1]而侮[2]所不胜[3]；其不及，则己所不胜侮而乘[4]之，己所胜轻而侮之。

【词解】

1. 己所胜　受我克制者为己所胜。
2. 侮　欺侮，有恃强凌弱的意思。
3. 所不胜　克制我者为己所不胜。
4. 乘　乘虚侵袭的意思。

【释义】

提要：本段说明五行之气太过与不及所出现的乘侮关系。

生克制化是保持五行之间相对的动态平衡的前提，如果某一行之气太过，一方面会过度克制自己所胜之"行"（如木克土），另一方面还会反侮自己平时所不胜的"行"（如木侮金）；如果某一行之气不及，一方面自己所不胜之"行"会恃强凌弱地来乘袭自己，另一方面自己平时所胜之"行"也会借机来反侮自己。

【按语】

后代医家依据这段原文的含义，将五行太过或不及时产生的相互影响，概括为"相乘""相侮"两个方面的关系，这是可取的。但是，如果将乘侮与生克扯在一起，提出生克乘侮是五行的基本规律，这是欠妥的。因为乘侮只是相克关系的反常，怎么能与生克的普遍规律等同呢？所以五行的基本规律是相生相克规律，至于生和克的反常，则当分别叙述之。

※（十七）《素问·阴阳应象大论》：东方生风，风生[1]木，木生酸，酸生肝，肝生筋，筋生心[2]，肝主目。……神[3]在天为风，在地为木，在体为筋，在脏为肝，在色为苍，在音为角[4]，在声为呼，在变动为握，在窍为目，在味为酸，在志为怒。怒伤肝，悲胜怒；风伤筋，燥胜风；酸伤筋，辛胜酸。

【词解】

1. 生　作"主""属"解。以下"生"字义同。

2. 筋生心　筋代表肝，即肝木生心火之意。

3. 神　代表阴阳变化。

4. 角　与后文中的徵、宫、商、羽都是古代的音阶，称为"五音"。角为木音和而长；徵为火音和而美；宫为土音大而和；商为金音轻而劲；羽为水音沉而深。

【释义】

提要：本段和以下四段都是以五行归类的方法和五行生克理论，阐述某些自然现象和人体的生理、病理、治疗等方面相互的内在联系。

古人通过长期生活的实践，认识到天体有东南西北中五个方位，一年有春夏秋冬四季的推移。日出东方，故方位以东方为首，时序以春季为先，春天阳气上升，惠风和畅，自然界的植物呈现蓬勃生长之象，而植物的果实多酸味，所以说"东方生风，风生木，木生酸"。苍色即青色，为草木本色，角为木音。

人的肝脏为阴中之阳，性喜条达，类属于木，而酸为木味，先入肝脏，肝藏血以濡养筋膜，所以说"酸生肝，肝生筋""在体为筋""在味为酸"。肝气通于目，故"肝主目""在窍为目"。肝的情志表现主要为怒，而大怒反能损伤肝脏，所以肝"在志为怒""怒伤肝"。风与肝均属木行，故风气入通于肝，而风气太过则易伤肝而为筋病，酸味入肝走筋，酸味太过也可伤及筋。筋失肝养则可发生抽搐、挛急等病变而导致疼痛呼叫，所以肝"在声为呼，在变动为握"。

根据五行生克制化的原则，肝主筋，肝木生心火，故"筋生心"。悲为肺志，燥为肺金之气，辛为肺金之味，而肺金能克制肝木，故"悲胜怒""燥胜风""辛胜酸"。

※（十八）南方生热，热生火，火生苦，苦生心，心生血，血生脾，心主舌。其在天为热，在地为火，在体为脉，在

脏为心，在色为赤，在音为徵，在声为笑，在变动为忧，在窍为舌，在味为苦，在志为喜。喜伤心，恐胜喜；热伤气，寒胜热；苦伤气，咸胜苦。

【释义】

南方主夏，而夏季阳气旺盛，气候炎热，热到极点就会燃烧生火，火烧焦的东西多为苦味，所以说"南方生热，热生火，火生苦"。赤为火色，徵为火音。

人的心脏为阳中之阳，类属于火，而苦为火味，先入心脏，心主全身之血脉，所以说"苦生心，心生血""在体为脉""在味为苦"。心气通于舌，故"心主舌""在窍为舌"。心的情志表现主要为喜，而喜乐过度反能损伤心气，所以心"在志为喜""喜伤心"。喜则发笑，心气不足而表现为喜的反面——悲忧，所以心"在声为笑，在变动为忧"。

心主血，心火生脾土，故"血生脾"。热为火之气，苦为火之味，气属肺金所主，火能克金，故"热伤气""苦伤气"。恐为肾志，寒为水之气，咸为水之味，而肾水能克制心火，故"恐胜喜""寒胜热""咸胜苦"。

※（十九）中央生湿，湿生土，土生甘，甘生脾，脾生肉，肉生肺，脾主口。其在天为湿，在地为土，在体为肉，在脏为脾，在色为黄，在音为宫，在声为歌，在变动为哕[1]，在窍为口，在味为甘，在志为思。思伤脾，怒胜思；湿伤肉，风胜湿；甘伤肉，酸胜甘。

【词解】

1. 哕　音月，即呃逆。

【释义】

中央属土，土气旺于长夏，长夏为阴阳交会时令，而产生湿气。土得湿润之气而生长农作物，农作物具甘美之味，所以说"中央生湿，湿生土，土生甘"。黄为土色，宫为土音。

人的脾脏居腹中属至阴，性类于土，而甘为土味，先入脾脏，脾运化水谷精微以充养全身肌肉，所以说"甘生脾，脾生肉""在体为肉""在味为甘"。脾气通于口，故"脾主口""在窍为口"。脾的情志表现主要为思，而思虑过度反能损伤脾脏，所以脾"在志为思""思伤脾"。思念得意则发出歌声，脾失健运，气壅上逆则呃逆，所以脾"在声为歌，在变动为哕"。湿与脾均属土行，湿气通于脾，而湿气太过则易于伤脾而为肉病；甘味入脾走肉，甘味太过也可伤肉。

脾主肉，而脾土生肺金，故"肉生肺"。怒为肝志，风为肝木之气，酸为肝木之味，而肝木能克制脾土，故"怒胜思""风胜湿""酸胜甘"。

※（二十）西方生燥，燥生金，金生辛，辛生肺，肺生皮毛，皮毛生肾，肺主鼻。其在天为燥，在地为金，在体为皮毛，在脏为肺，在色为白，在音为商，在声为哭，在变动为咳，在窍为鼻，在味为辛，在志为忧。忧伤肺，喜胜忧；热伤皮毛，寒胜热；辛伤皮毛，苦胜辛。

【释义】

西方为金石之地，气候干燥，西方又主秋，秋季为收敛肃杀的时令，而古人认为金属多为辛味，所以说"西方生燥，燥生金，金生辛"，白为金色，商为金音。

人体的肺脏为阳中之阴，主肃降，性类金属的杀伤，而辛为金味，先入肺脏，肺宣发精气于皮毛，所以说"辛生肺，肺生皮毛""在体为皮毛""在味为辛"。肺气通于鼻，故"肺主鼻""在窍为鼻"。肺的情志表现主要为忧，但悲忧过度反能损伤肺脏，所以肺"在志为忧""忧伤肺"。忧伤则发出哭声，肺气上逆则发为咳嗽，所以肺"在声为哭，在变动为咳"。

肺主皮毛，肺金生肾水，故"皮毛生肾"。辛味入肺走皮毛，辛味太过反伤皮毛，苦为火之味，喜为心之志，心火克制肺金，故"辛伤皮毛，苦胜辛""喜胜忧"。热为火之气，皮毛为肺所主，火克金，故"热伤皮毛"；寒为水之气，水克火，故"寒胜热"。

※（二十一）北方生寒，寒生水，水生咸，咸生肾，肾生骨髓，髓生肝，肾主耳。其在天为寒，在地为水，在体为骨，在脏为肾，在色为黑，在音为羽，在声为呻[1]，在变动为栗[2]，在窍为耳，在味为咸，在志为恐。恐伤肾，思胜恐；寒伤血，燥胜寒；咸伤血，甘胜咸。

【词解】

1. 呻　即呻吟。
2. 栗　因恐惧或寒冷而发抖。

【释义】

北方主冬，冬季寒冷，寒为水之气，盐出于水，咸为水之味，所以说"北方生寒，寒生水，水生咸"。黑为水色，羽为水音。

人的肾脏为阴中之阴，主水，而咸为水味，先入肾脏，肾精可以化生骨髓，所以说"咸生肾，肾生骨髓""在体为骨""在味为咸"。肾气通于耳，故"肾主耳""在窍为耳"。肾的情志表现主要为恐，恐惧过度反伤肾脏，所以肾"在志为恐""恐伤肾"。肾多久病、虚证，病人常发呻吟，大寒大恐则全身战栗，所以说"在声为呻，在变动为栗"。

肾主骨髓，肾水生肝木，故"髓生肝"。思为脾志，脾土克制肾水，故"思胜恐"。寒为肾水之气，寒则血凝涩，燥热之气温之则血脉复行，故"寒伤血，燥胜寒"。咸味"注入脉""血与咸相得则凝"（见《灵枢·五味论》），多食咸则血液受伤，故"咸伤血"，而甘为脾土之味，脾土克肾水，故"甘胜咸"。

【按语】

以上五段原文，主要是运用取象比类的方法，对事物属性进行下了五行归类。其中关于五志、五气、五味所伤的规律，《新校正》作了概括："详此篇论所伤之旨，其例有三：东方云风伤筋、酸伤筋，中央云湿胜肉、甘伤肉，是自伤也。南方云热伤气、苦伤气，北方云寒伤血、咸伤血，是伤己所胜。西方云热伤皮毛，是被胜伤己。辛伤皮毛，是自伤者也。尽此五方所伤，有此三例不同。"至于本篇论所治之旨，则其例有二：北方云燥胜寒，是以母胜子；余皆相胜为治。由此可知，以五行的观点去解释说明具体事物时，要根据实际情况灵活运用，而不应以五行的既定框框生搬硬套复杂多变的具体事物。另外，五志所伤为病是客观存在的，但以五志相胜为治，则很难符合实际。所以，我们要坚持以实践是检验真理的唯一标准，以一分为二的态度来学习五行学说。

（二十二）《素问·脏气法时论》：五行者，金、木、水、火、土也，更贵更贱[1]，以知死生，以决成败，而定五脏之气，间甚[2] 之时，死生之期也。

夫邪气之客于身也，以胜相加[3]，至其所生而愈，至其所不胜而甚[4]，至于所生而持[5]，自得其位而起[6]，必先定五脏之脉[7]，乃可言间甚之时，死生之期也。

【词解】

1. 更贵更贱 五行盛衰的更替变化。

2. 间甚 间，指病情减轻；甚，指病情加重。

3. 以胜相加 加，作"客"字解；相加，即致病的意思。此句意即病邪侵袭所克之脏而发病，如风邪胜则脾发病（木克土）。

4. 至其所不胜而甚 至克我的时日而病加重，如肝病甚于秋。

5. 至于所生而持 至生我的时日，病情可呈现相持状态，如肝病持于冬。

6. 自得其位而起 至本脏当旺的时日，病趋于好转，如肝病起于春。

7. 五脏之脉 即五脏所主的脉象，如肝脉弦，心脉钩（洪），脾脉缓，肺脉毛（浮），肾脉石（沉）。

【释义】

提要：本段主要论述运用五行生克理论，结合四时、五脏，以测定疾病预后的方法。

所谓五行，就是指木、火、土、金、水五种基本物质的运动。运用五行盛衰的更递变化的规律，可以判断疾病的发展趋势，推测五脏之气的虚实和疾病轻重的时间。

大凡邪气侵袭人体，往往以强凌弱，侵袭所克之脏而发病，如燥邪胜则肝发病（金克木）。五脏既病之后的传变，有的至其所生之时日而转愈，如肝病愈于夏（木生火）；有的至其所不胜之时日（即被克的时日）而病情加重，如肝病甚于秋（金克木），有的至于生己的时日，疾病呈相持状态而无明显变化，如肝病持于冬（水生木）；有的至其当旺之时日而好转，如肝病起于春。此外，还必须诊候五脏之脉，了解其有无胃气，才可能断定病情轻重及其转归的时间。

【按语】

古人运用五行生克的规律，根据"天人相应"的观点，来推测和判断五脏病证的发展变化及转归，对临床实践仍有一定的指导意义，值得进一步研究。但是，影响疾病发生和发展的因素是非常复杂的，五行学说不可能全面概括疾病变化的规律，如果生搬硬套，就会陷入脱离实际的歧途，这也是必须注意的。

小　结

阴阳五行说学说是古代朴素的辩证法思想。《内经》以此为思想方法，研究和论述人体的生理、病理、诊断、治疗等问题，使之成为祖国医学理论体系的一个组成部分。

阴阳学说认为宇宙间的任何事物和现象，都具有既对立又统一的两个方面，即阴和阳的两种不同属性。它存在于一切事物之中，并不断运动变化着，这说明了阴阳的普遍性。所以说："阴阳者，天地之道也，万物之纲纪，变化之父母，生杀之本始，神明之府也。"同时，古人认为升降出入是自然界阴阳运动的基本形式，指出"升降出入，无器不有"。不仅如此，阴阳又是可分的，即所谓阴阳之中复有阴阳。因而在确定具体事物的阴阳属性时，它又具有相对性。如"背为阳，阳中之阳，心也；背为阳，阳中之阴，肺也。腹为阴，阴中之阴，肾也；腹为阴，阴中之阳，肝也……"等等。

阴阳学说的基本规律是：阴阳的对立、互根、消长和转化。如"阴道偶，阳道奇"，说明了阴阳基本形态的差异性，有差异就有矛盾。"积阳为天，积阴为地，阴静阳躁""阴主寒，阳主热"等也体现了阴阳双方的对立。"阴在内，阳之守也；阳在外，阴之使也""阳生阴长，阳杀阴藏"等论述则体现了阴阳的互根，即阴阳的相互为用，相互依存。"四时之变，寒暑之胜""阴胜则阳病，阳胜则阴病"等论述，是指阴阳的相互消长；"重阴必阳，重阳必阴""寒极生热，热极生寒"，是指事物的阴阳在"重""极"的条件下，相互之间可以发生转化。阴阳的这几个基本规律，不是孤立的，而是相互联系、相互影响的。掌握了这些基本规律，对阴阳学说在祖国医学的生理、解剖、病理、诊断、治疗、药物、预防等各方面的运用，就比较容易理解了。

五行学说采用了取象比类的方法来归纳自然界的气候、五色、五味等方面的属性，和人体的脏腑、形体、五官等方面的属性，形成对事物属性的五行归类。如"在天为风，在地为木，在体为筋，在脏为肝，在色为青，……在窍为目，在味为酸"等论述。这种五行归类，说明了人体脏腑与所属组织器官的关系，以及人与自然界的关系。

五行学说还认为木、火、土、金、水五行之间存在着相互滋生、相互制约的关系，从而概括出生克的规律，用以说明人体五脏的生理联系和病理传变，指导诊断和治疗。"筋生心""血生脾""木得金而伐，火得水而灭"等是说明五行正常的生克制化关系。"气有余，则制己所胜而侮所不胜；其不及，则己所不胜侮而乘之……"等论述说明了"乘""侮"是相克关系的反常。掌握了事物属性的五行归类和五行的生克规律，对五行学说在生理、病理、诊断、治疗等方面的运用就好理解了。

阴阳五行学说，作为古代的朴素的辩证法思想，在当时具有进步的意义。阴阳五行学说运用于医学领域里，用以说明人体的生理功能、病理变化，指导诊断、治疗和预防，不仅对祖国医学理论的形成和发展起了促进作用，而且至今对祖国医学的理论和实践仍有指导意义。但是，由于历史条件的限制，它的理论是不完备的。因此，我们必须以辩证唯物主义作指导思想，用"一分为二"的方法对阴阳五行说学进行学习和研究。

第二章 脏 象

概 述

"脏象"一词，最早见于《素问·六节脏象论》。"脏"，作"藏"字解；"象"，王冰注："谓所见于外，可阅者也。""脏象"，就是脏腑居于内，其功能活动、病理变化表现于外的意思。反之，从体表的各种现象，也能推断出脏腑的内在变化。脏象学说，就是研究脏腑的生理功能、病理变化，包括脏腑之间、脏腑与其他组织器官之间以及脏腑与外界环境之间的相互关系的理论。脏象学说是祖国医学生理病理学的主要理论基础。

《内经》中论述"脏象"的内容很丰富，主要包括"脏腑"和"血气精神"两大部分。"脏腑"，包括五脏、六腑、奇恒之腑的生理、病理、脏腑相互之间及脏腑与其它组织器官、外界环境之间的各种联系等内容。"血气精神"，论述血、气、精、神的化生（或来源）、运行（或输布）、功能及其与脏腑之间的密切联系。血、气、精、神是脏腑功能活动的正常产物及外在表现，而脏腑功能活动又是依赖于气、血、精等营养物质的不断供给，并在神的统率和协调下进行的。因此，二者密切配合，共同维持着人体正常的生命活动；而二者的异常变化，则是构成人体患病的主要机理。

《内经》的"脏象"理论，是古人在当时朴素的辩证法思想——阴阳五行学说的指导下，从长期大量的生活、医疗实践以及对人体解剖的粗浅认识的基础上总结出来的。《内经》特别重视心、肝、脾、肺、肾五脏的作用，它以五脏为中心，把六腑、气血精神，经络系统、其他组织器官的生理病理及饮食气味、四时气候等外界环境都有机地联系起来，从而形成了人体内部的整体联系和人体与外界环境的统一性。由于《内经》创立的"脏象"理论一直有效地指导着临床实践，因此为历代医家所遵循，并得到不断的完善和发展，形成了中医独特的"脏象学说"。所以，《内经》关于"脏象"的理论值得我们深入探讨和研究。

一、脏腑

※（一）《素问·灵兰秘典论》：心者，君主之官[1]也，神明[2]出焉。肺者，相傅[3]之官，治节[4]出焉。肝者，将军之官，谋虑[5]出焉。胆者，中正[6]之官，决断出焉。膻中[7]者，臣使[8]之官，喜乐出焉。脾胃者，仓廪[9]之官，五味出焉。大肠者，传道[10]之官，变化出焉。小肠者，受盛[11]之官，化物[12]出焉。肾者，作强[13]之官，伎巧[14]出焉。三焦者，决渎[15]之官，水道出焉。膀胱者，州都[16]之官，津液藏焉，气化[17]则能出矣。凡此十二官者，不得相失[18]也。故主明则下安，主不明则十二官危。

【词解】

1. 官　职能的意思。这里是借用封建社会的官职称号，比喻说明十二脏腑在人体内不同的生理功能及其在人体内的地位。

2. 神明　这里泛指一切精神活动。

3. 相傅　即宰相。傅同辅，辅佐、协助的意思。

4. 治节　治理调节的意思。

5. 谋虑　即策划、思考，属于精神思维的范畴。

6. 中正　对事物不偏不倚，能正确判断。

7. 膻中　膻，音袒。这里的"膻中"指心包络，即《灵枢·胀论》所说："膻中者，心主之宫城也。"

8. 臣使　传达君主旨意的官员。

9. 仓廪　廪，音凛。仓廪，就是粮食仓库。

10. 传道　道，古通"导"字。传导，就是传送、运输。

11. 受盛　盛，音成。受盛，是容纳的意思。

12. 化物　进一步消化饮食物的意思。

13. 作强　精力充沛，强于劳作。

14. 伎巧　伎通"技"字。技巧，即技能、智力。

15. 决渎　疏通水道的意思。

16. 州都　指水液汇积之处。

17. 气化　这里指阳气对水液的蒸化作用。

18. 不得相失　意思是脏腑之间不能失去协调，必须密切配合。

【释义】

提要：本段借用古代官名，形象比喻介绍了十二个脏腑的主要生理功能及其在人体内的地位，并强调了心脏主人体中的主导作用和十二脏腑之间的平衡协调的重要性。

心主宰全身血脉的运行，统率一切精神活动，在所有脏腑中居于首要地位，因此喻为封建社会的最高统治者，神明由此而产生。肺与心同居膈上，而肺主气，心主血，气行则血流，全身各处才能不断地得到气血的营养而维持生命活动，因此，肺脏的作用就象宰相辅佐君主一样治理全身。肝藏血合筋主怒，因此喻为刚强猛悍的将军；肝藏魂，又能配合心神调节情志思维活动，故曰"谋虑出焉"。胆藏精汁，参与神志活动，胆气壮则能对事物作出正确的判断。心包络位于心脏外围，具有保护心脏、传达心神的功能，故称"臣使"；心"在志为喜"，故喜乐等情志变化从心包传出。胃主受纳、腐熟水谷，脾主运化水谷精微，二者密切配合，为后天营养的供给地，故喻为"仓廪"，气血津液皆化源于此。大肠接受小肠下移的食物残渣，使之变化而成为粪便排出。小肠容纳胃中传化的水谷，并进一步消化，以分别清浊，使糟粕归于大肠，津液渗入膀胱，肾藏精，化生骨髓，而髓聚于脑，故肾精充盈，则骨骼坚强、劳作有力；髓海丰满而智慧灵巧。三焦对全身津液的气化和输布起着重要的作用，故称"决渎之官"。膀胱位居最下，是津液下归贮藏之处，在阳气的蒸化作用下，津液之清者，升腾于三焦，敷布于全身；津液之浊者，形成尿液排出体外。以上十二个脏腑，在心神的统率下，分工合作，各司其职，不能失去协调。

（二）《灵枢·本脏》：五脏者，所以藏精神血气魂魄[1]者也；六腑者，所以化水谷而行津液者也。

【词解】

1. 魂魄　属于人的精神活动的范畴。张介宾说："魂之为言，如梦寐恍惚、变幻游行之境皆是也"；"魄之为用，能动能作，痛痒由之而觉也。"魂表现为思虑、梦幻，是情志思维活动的一部分，为肝所主；魄表现为形体的感觉、动作，是人体对外界事物反应能力的一部分，为肺所主。

【释义】

提要：本段扼要地指出了五脏和六腑生理功能的基本特点。

心、肝、脾、肺、肾五脏的主要功能是贮藏精、血、气等精华物质，并在此基础上产生神、魂、魄等精神活动；胃、胆、小肠、大肠、膀胱、三焦六腑的主要功能是受纳、消化、传导水谷，运输津液及排泄糟粕等。

※（三）《素问·五脏别论》：所谓五脏者，藏精气[1]而不泻[2]也，故满[3]而不能实[4]；六腑者，传化物[5]而不藏，故实而不能满也。所以然者，水谷入口则胃实而肠虚，食下则肠实而胃虚。故曰实而不满，满而不实也。

【词解】

1. 精气　概指上段所说的精、气、血等人体最宝贵的精微物质。

2. 泻　与"藏"相对而言，含有传导、排泄的意思。

3. 满　指精气充盈。

4. 实　指水谷停留。古人认为"精气"质微细，富于营养，而应充满于五脏，故称"满'；"水谷"质粗糙而包含糟粕，只宜暂时停留于六腑的某一部分，故称"实"而不称"满"。所以王冰说："精气为满，水谷为实。"

5. 传化物　指六腑受纳、消化、传送水谷及排泄糟粕的功能。

【释义】

提要：说明五脏六腑总的生理功能和其特点。

本段进一步论述了五脏和六腑功能活动的主要不同点。五脏是贮藏精、血、气等基本营养物质的器官，因此应为精气所充满，而不能直接盛受水谷；六腑是传化水谷的器官，其活动特点是传导、排泄而不是贮藏，因此更替地为水谷所停留，而不能像五脏那样为精气充满。例如，饮食物从口进入胃时，水谷停留于胃（胃实）而肠内暂时是空虚的，当饮食物从胃下移至肠中时，则水谷停留于肠内（肠实）而胃中又空虚了。综上所述，所以说六腑传化水谷的特点是更递为实，五脏贮藏精气的特点是充盛盈满。

※（四）黄帝问曰：余闻方士[1]，或以脑髓为脏，或以肠胃为脏，或以为腑，敢问[2]更相反[3]，皆自谓是，不知其道，愿闻其说。岐伯对曰：脑、髓、骨、脉、胆、女子胞，此六者地气之所生也，皆藏于阴[4]而象于地，故藏而不泻，名曰奇恒[5]之腑。夫胃、大肠、小肠、三焦、膀胱，此五者天气之所生也，其气象天，故泻而不藏，此受五脏浊气[6]，名曰传化之腑，此不能久留，输泻者也。魄门[7]亦为五脏使[8]，水谷不得久藏。

【词解】

1. 方士　这里指掌握方术的人。

2. 敢问　是谦虚而又尊敬的提问词。

3. 更相反　指方士之间相互矛盾的观点。

4. 藏于阴　藏蓄阴精的意思。

5. 奇恒　奇，异也；恒，常也。奇恒，不同于寻常的意思。

6. 浊气　此处作"精气"解。

7. 魄门　魄，古通"粕"字，糟粕的意思。魄门，即肛门。

8. 为五脏使　使，役使。魄门在六腑中大肠的下端，故为五脏所用，以输泻糟粕。

【释义】

提要：本段介绍了奇恒之府、传化之府的涵义及生理功能特点和脏与腑的辨证关系。

掌握方术的人，或者认为脑髓属脏，或者认为肠胃为脏，或者认为它们属腑，请问他们自以为是而又相互矛盾的道理。脑为髓之海，骨为髓之府，脉为血之府，胆为中精之府，女子胞蓄纳精血而孕育胎儿，这六者都能蓄藏阴精，像大地藏载万物一样，不同于"泻而不藏"的一般的腑，故命名为"奇恒之腑"。而胃、大肠、小肠、三焦、膀胱这五者象天气运行不息那样，以行使"受水谷而行化物"的功能，其特点是传导、输泄而不是藏蓄，水谷不能长久地停留在腑内，所以又称为"传化之腑"。同时它们不断地得到五脏精气的滋养，以维持正常的功能。肛门是六腑中大肠的一部分，功能输泻糟粕，因此也为五脏所用。

【按语】

古人认为五脏在人体内居于特别重要的地位，奇恒之腑虽也"藏而不泻"，但它们是附属于五脏的，例如脑为心、肾所主，骨髓为肾所主，脉为心所主，胆为肝所主，女子胞为肝、肾所主等，故奇恒之腑的生理功能与五脏是不可分割的。须指出，胆既与肝相表里，其经脉互相络属，属于六腑之一；同时，它又"盛精汁"，主决断，属于奇恒之腑，是一个比较特殊的脏器。

※（五）《素问·六节脏象论》：帝曰：脏象何如？岐伯曰：心者，生之本，神之变[1]也；其华在面，其充在血脉；为阳中之太阳，通于夏气。肺者，气之本，魄之处也；其华在毛，其充在皮；为阳中之太阴[2]，通于秋气。肾者，主蛰[3]，封藏[4]之本，精之处也；其华在发，其充在骨；为阴中之少阴[5]，通于冬气。肝者，罢极[6]之本，魂之居也；其华在爪，其充在筋，以生血气[7]；其味酸，其色苍[8]；此为阳中之少阳[9]，通于

春气。脾、胃、大肠、小肠、三焦、膀胱者，仓廪之本，营之居也；此至阴之类，通于土气[10]；其华在唇四白[11]，其充在肌；其味甘，其色黄；胃、大肠、小肠、三焦、膀胱者，名曰器[12]，能化糟粕，转味而入出者也。凡十一脏，取决于胆[13]也。

【词解与校勘】

1. 神之变　《新校正》："详神之变，全元起本并《太素》作神之处。"今从之。

2. 阳中之太阴　《新校正》："太阴，《甲乙经》并《太素》作少阴。当作少阴。"又《灵枢·九针十二原》："阳中之少阴，肺也。"当从之。后文肾、肝的阴阳属性亦当依此例校正。

3. 主蛰　蛰，音执，虫藏也。"主蛰"与"封藏"义重复，且与前后文例不符，疑为衍文。

4. 封藏　封闭、固藏的意思。

5. 阴中之少阴　当据《新校正》《灵枢·九针十二原》改为"阴中之太阴"。

6. 罢极　"罢"疑为"能"字，妄改所致。能，在此音义同"耐"。极，劳也，作疲困解。能极，即耐受疲劳的意思。若将"罢"作"疲"字解，则与前后文例（如"生之本""气之本""封藏之本""仓廪之本"等指生理功能者）不符。

7. 以生血气　丹波元简说："以生血气，最为可疑，宜依上文例，删此四字。"可从。

8. 其味酸，其色苍　《新校正》："按《太素》，心，其味苦，其色赤；肺，其味辛，其色白；肾，其味咸，其色黑。今惟肝脾二脏载其味其色，据《阴阳应象大论》已著色味详矣，此不当出之。"今从之。

9. 阳中之少阳　当据《新校正》《灵枢·九针十二原》改为"阴中之少阳"。

10. 脾、胃、大肠、小肠、三焦、膀胱者，……通于土气　此段文义欠明，可按丹波元坚引滑寿语，改为："脾者，仓廪之本，营之居也；

其华在唇四白，其充在肌；此至阴之类，通乎（于）土气。胃、大肠、小肠、三焦、膀胱，名曰器，能化糟粕，转味而入出者也。"

11. 唇四白　张介宾说："唇之四际白肉也。"

12. 器　盛物之具。此处用以代表六腑容纳、传送水谷的功能。

13. 取决于胆　胆属六腑，又属奇恒之腑，藏精汁而参与神志活动。所以五脏六腑功能活动统率于心，但与胆的决断有着密切关系。程杏轩引《医参》说："勇者气行则止，怯者着留为病，经言最宜旁通。凡人之所畏者皆是也，遇大风不畏，则不为风伤，遇大寒大热不畏，则不为寒热中，饱餐非出于勉强，则必无留滞之患。气以胆壮，邪不可干，故曰十一脏取决于胆。"这段话以胆量勇气在助正抗邪方面的重要作用，反证胆在脏腑中的特殊地位，可资参考。

【释义】

提要：本段以五脏为中心，阐述了五脏主要生理等功能与体表组织、阴阳时令的密切联系及六腑的主要生理功能，和胆的特殊地位。

所谓脏象，是指脏腑的生理功能、病理变化及其反映于体表的征象。心藏神，主血脉，居脏腑之首，故为人体生命活动的主宰，人的精神活动皆来源于心的作用，故称为"神之处"；心统率全身血脉的运行，全身经络皆上注于面，心气盛则络脉盈满，面色红润光泽，因此，心气的盛衰可以从面部反映出来；心属火，居膈上（阳位），与外界暑热之气相应，故属"阳中之太阳"。肺主全身之气而司呼吸、藏魄；肺主宣发而输精于皮毛，故"其华在毛，其充在皮"；肺属金，居膈上，与秋凉之气相应，故属"阳中之少阴"。肾接受脏腑之精而藏之，主生殖，宜固藏而不宜妄泄，因此为"封藏之本，精之处"；肾精生髓，髓养骨，发赖精血充养，故肾"其华在发，其充在骨"；肾属水，居膈下（阴位），与冬寒之气相应，故属"阴中之太阴"。肝藏血，藏魂，养筋，而肢体运动的强弱久暂，取决于筋力，因此肝为"罢极之本，魂之居"；爪为筋之余，筋赖肝精濡养，故肝"其华在爪，其充在筋"；肝属木，居膈下，外应春暖之气，故属"阴中之少阳"。脾主运化水谷精微，营气为水谷之精气，因此脾为"仓廪之本，营之居"；脾开窍于口，唇为口之门户，全身肌肉赖水谷精气充养，故脾"其华在唇四白，其充在肌"；脾属土，居膈下大腹部，外应长夏湿土之气，故属"至阴之类"。胃、大肠、小肠、三焦、膀胱五腑，又统称为"器"，能受纳水谷，运输津液，排泄糟粕。胆藏精汁而参与精神活动，在脏腑中居特殊地位，胆壮则气强，脏腑不易受邪，故说"凡十一脏，取决于胆也"。

※（六）《灵枢·本神》：肝藏[1]血，血舍魂；肝气虚则恐，实则怒。脾藏营，营舍意[2]；脾气虚则四肢不用，五脏不安，实则腹胀，经溲[3]不利。心藏脉，脉舍神；心气虚则悲，实则笑不休。肺藏气，气舍魄；肺气虚则鼻息不利[4]，少气，实则喘喝[5]，胸盈仰息[6]。肾藏精，精舍志[7]；肾气虚则厥[8]，实则胀。五脏不安，必审五脏之病形，以知其气之虚实，谨而调之也。

【词解与校勘】

1. 藏　本段的"藏"有贮藏、产生、主宰等多种涵义，当随前后具体文义灵活理解。

2. 意　意念、想法，属五神之一。

3. 经溲　经，据《甲乙经》卷一第一、《脉经》卷六第五当改作"泾"。"泾溲"即小便。

4. 鼻息不利　应据《脉经》卷六第七、《太素》卷六首篇改为"鼻息利"。

5. 喘喝　气急息粗，喝喝有声。

6. 胸盈仰息　胸中胀满，仰面喘气，是喘息较重的样子。

7. 志　记忆，属五神之一。

8. 厥　此处是指肾气（阴气或阳气）不足而产生的寒热病证。

【释义】

提要：本段分别叙述了五脏所藏之精、所舍之神及五脏虚实的举例。

"人卧血归于肝，人动血运于诸经"（王冰语），魂为肝之神而寄附于血，所以说"肝藏血，血舍魂"。肝木喜条达、主疏泄，具有调节情志的功能，肝气抑郁多生恚怒，故肝气有余则易怒，不足则表现为怒的反面——恐惧。营气来源于脾运化的水谷精微，意为脾之神，所以说"脾藏营，营舍意"。脾运化输布水谷精气至肌肉四肢，脾虚则运化失司，四肢肌肉得不到充足的营养，故痿弱不用，同时，脾胃为五脏精气的本源，脾虚则五脏皆虚而发生病变；脾为实邪所侵则运化受阻，水反为湿，谷反为滞，故腹部胀满，小便不利。心主宰全身的血脉运行而出神明，所以说"心藏脉，脉舍神"。喜为心之志，故心神有余则喜笑不休，不足则表现为喜笑的反面——悲哀。肺居胸中，主气，司呼吸，而魄为肺之神，所以说"肺藏气，气舍魄"。肺气不足，则觉少气不足以息，因无实邪阻滞，故气道通利，若实邪犯肺，气道受阻，则喘促胸满，仰面呼吸。肾藏先后天之精而主生殖发育，志为肾之神，所以说"肾藏精，精舍志"。肾藏精气而化阴阳，如肾中阳气或阴气不足，可导致阴阳失调而逆乱，阳虚则生"寒厥"，阴虚则生"热厥"；肾主水，为胃之关，开窍于二阴，肾脏受邪则关门不利，水湿停留而出现水肿胀满的病证。总之，五脏发生了病变，必须审察其表现于外的证候，辨别其属脏气虚，还是属邪气实，从而谨慎地加以调治。

【按语】

五脏藏精而生神，故又称为"五神脏"，其中以心、肝、肾三脏与神志的关系最密切。心为生之本，主宰一切精神活动；肝藏魂，而与谋虑、情绪等活动有关；肾生骨髓通于脑，出技巧，与智力、记忆等活动有关。

※（七）《素问·宣明五气》：五脏所恶[1]：心恶热，肺恶寒，肝恶风，脾恶湿，肾恶燥，是谓五恶。五脏化液[2]：心为汗，肺为涕，肝为泪，脾为涎[3]，肾为唾[4]，是谓五液。

【词解】

1. 恶　音务，厌恶的意思。

2. 五脏化液 高士宗说："化液者，水谷入口，津液各走其道，五脏受水谷之精，淖注于窍，化而为液也。"

3. 涎 王冰说："溢于唇口也。"俗称"口水"。

4. 唾 王冰说："生于牙齿也。"濡润牙齿的津液称为唾。

【释义】

提要：本段说明五气太过反伤五脏的规律及五脏与五液的关系。

在正常情况下，五脏与五气分别相通、相应。若五气太过或脏气失调时，则五气反能损伤五脏而为病。风伤肝、热伤心、湿伤脾，这是五气自伤本脏的一般规律。肺为娇脏，易被内外之寒邪所伤，故《灵枢·邪气脏腑病形》说："形寒寒饮则伤肺。"肾主水，为"封藏之本"，属阴而喜润，其贮藏的阴精易为燥热之邪所伤，而见阴虚内燥的证候。这可以说是五气损伤五脏的特殊情况。

五脏接受胃中水谷化生的津液并加以利用后，可变化为不同的液体，以濡润其相应的孔窍。汗为阳气蒸化阴液（津、血）泄于腠理而成，心为阳脏而主血，所以心化液为汗。涕出于鼻，而鼻为肺之外窍，所以肺化液为涕。泪出于目，而目为肝之外窍，所以肝化液为泪。涎出于口，为脾之外窍，所以脾化液为涎。唾濡润于齿，而齿为骨之余，所以肾化液为唾。这就是五脏化生五液，以濡润外窍的情形。

（八）《灵枢·邪客》：心者，五脏六腑之大主也，精神之所舍也，其脏坚固，邪弗能容[1]也。容之则心伤，心伤则神去，神去则死矣。故诸邪之在于心者，皆在于心之包络[2]。

【词解与校勘】

1. 容 应据《脉经》卷六第三、《太素》卷九《脉行同异》改为"客"，此因形近而误也。下句"容"字同。

2. 心之包络 指包裹心脏的脉络组织，即本章第一段的"膻中"。

【释义】

提要：本段强调了心在五脏六腑中的主导地位及心包络代心受邪的

道理。

心为"生之本，神之处"，喻为"君主"，因此在五脏六腑中居于主导地位，一切精神活动均统率于心。这种极端重要性决定了心脏应坚强有力，保持健康状态，而不宜受外邪侵犯。如果病邪入内而真正伤及心脏，心受邪则可引起神气失守；并因而导致死亡。所以通常所说的病邪入心，并不真是心脏受邪，而是病邪侵犯心包络。

【按语】

本段原文是后世温病学派温邪"逆传心包"论点的主要理论依据。

※（九）《素问·太阴阳明论》：帝曰：脾与胃以膜相连耳，而能为之行其津液[1]，何也？岐伯曰：足太阴者，三阴[2]也，其脉贯胃属脾络嗌[3]，故太阴为之[4]行气于三阴[5]；阳明[6]者，表也，五脏六腑之海也，亦为之[7]行气于三阳[8]。脏腑各因其经[9]而受气于阳明，故为胃行其津液。

【词解】

1. 津液　此处泛指水谷精气（即营、卫、宗气、津液等）。《素问·奇病论》说："夫五味入口，藏于胃，脾为之行其精气。"

2. 三阴　古人称厥阴为一阴，少阴为二阴，太阴为三阴。

3. 嗌　音益，即"咽"，指食道上口。

4. 之　指胃。

5. 三阴　指手足厥阴、少阴、太阴、共六条经脉。

6. 阳明　此处既指足阳明胃经，又指胃腑。

7. 之　指胃。

8. 三阳　指手足少阳、阳明、太阳，共六条经脉。

9. 其经　脾经。

【释义】

提要：本段论述了脾运输胃中水谷精气至全身各脏腑的道理。

脾与胃，有包膜相连接，脾是怎样为胃运输水谷精微的呢？因为脾脏所连属的足太阴经称为三阴，脾经贯通于胃，连属于脾，上膈，环绕咽部，因而脾脏能把胃腑中的水谷精气通过脾经输送到手足三阴经。同时，胃主受纳、腐熟水谷，五脏六腑需要的水谷营养物质来源于胃，而足阳明胃经是足太阴脾经之表，二经互相网络沟通，因此脾又使一部分水谷精气通过足阳明胃经输送到手足三阳经。这样，五脏六腑都分别通过本身连属的经脉而得到了来自胃中的水谷精气，而在这个过程中，脾脏和脾经的转输起着关键性的作用，所以说脾为胃运送水谷精气。

※（十）《素问·上古天真论》：女子七岁[1]，肾气盛，齿更发长。二七而天癸[2]至，任脉通，太冲脉[3]盛，月事[4]以时下，故有子[5]。三七肾气平均[6]，故真牙[7]生而长极。四七筋骨坚，发长极，身体盛壮。五七阳明脉衰，面始焦[8]，发始堕。六七三阳脉衰于上，面皆焦，发始白。七七任脉虚，太冲脉衰少，天癸竭，地道不通[9]，故形坏而无子也。

丈夫八岁[1]，肾气实，发长齿更。二八肾气盛，天癸至，精气溢泻[10]，阴阳和[11]，故能有子。三八肾气平均，筋骨劲强，故真牙生而长极。四八筋骨隆盛，肌肉满壮。五八肾气衰，发堕齿槁。六八阳气衰竭[12]于上，面焦，发鬓颁白[13]。七八肝气衰，筋不能动。天癸竭，精少，肾脏衰，形体皆极[14]。八八则齿发去。

肾者主水，受五脏六腑之精而藏之，故五脏盛乃能泻。今五脏皆衰，筋骨解堕[15]，天癸尽矣，故发鬓白，身体重，步行不正，而无子耳。

【词解与校勘】

1. 七岁，八岁　是古人根据男女两性不同的发育过程所总结出来的大约数字。"二七"即十四岁，"二八"即十六岁，余可类推。

2. 天癸　是肾气化生的一种促进人体生殖功能成熟的精微物质，

属于肾精的一部分。

3. 太冲脉　就是奇经八脉中的冲脉。《灵枢·海论》："冲脉者，为十二经之海。"以其脉盛血充，故称"太冲"。

4. 月事　即月经。

5. 有子　意思是具备了生育能力。

6. 平均　张志聪说："平，足也；均，和也。"此处"平均"作充足、和调解。

7. 真牙　即智齿，王冰说："谓牙之最后生者。"

8. 焦　通"憔"字，即憔悴的意思。

9. 地道不通　指月经绝止。

10. 精气溢泻　即生殖之精盈满而排泄，意思是男子性成熟而具有生殖能力。

11. 阴阳和　指男女性交。

12. 衰竭　《甲乙经》卷六第十二无"竭"字，较妥。

13. 发鬓颁白　鬓，两颊旁的头发；颁，通"斑"。颁白，是头发黑白相杂。

14. 天癸竭，……形体皆极　据丹波元坚之说，此十二字，当移至"八八"后，文义方能贯通。

15. 解堕　同"懈堕"，即体困沉重乏力。

【释义】

提要：本段通过对男女生、长、壮、老的生理过程的简要描述，以及肾精与五脏六腑之精的关系，突出了肾藏精、主生殖发育的重要性。

女子长到七岁的时候，肾气逐渐充实，肾主骨生髓，齿为骨之余，发为肾之华，因而开始更换乳齿，头发迅速生长。到了十四岁，肾精化生天癸以促进生殖机能成熟，女子任冲二脉均起于胞宫，且与肾经相通，此时由于天癸的作用，任脉通畅，冲脉旺盛，使胞宫能藏蓄精血，月经按时来潮，从而具备了生育的能力。到了二十一岁，肾气更加充盛，长出了智齿，智力和形体已发育到成熟阶段。到了二十八岁，肾气达到极盛，肾主骨，肝主筋，肝肾精血充盈，故筋骨坚强，头发生机最旺，全身达到了最强壮旺盛的时期。到了三十五岁，阳明脉开始衰减，因女为阴体，不足于阳，故其衰老从阳明经开始，手足阳明之脉行于面，循发际，所以出现面容憔悴，头发脱落等初衰现象。到了四十二岁，三阳经的气血都衰减，头面为诸阳之会，故面容憔悴更明显，头发也逐渐变白了。到了四十九岁，由于肾脏精气大衰，天癸枯竭，任脉冲脉的气血大减，因而月经闭止，整个形体都呈现衰老而丧失了生育能力。

男子生长到八岁的时候，肾气开始充实，所以头发生长迅速，乳齿开始更换。到了十六岁，肾气逐渐充盛，化生天癸以促进生殖机能成熟，所以生殖之精盈满而能排泄，这时若两性交合，就能生育子女。到了二十四岁，肾气更加旺盛，因此筋骨坚强有力，长出了智齿，全身的发育达到成熟阶段。到了三十二岁，是肾气的极盛时期，因而筋骨最强健有力，肌肉丰满、结实。到了四十岁，肾气开始衰减，而男为阳体，不足于阴，故其衰老从肾精虚开始，出现头发脱落，牙齿枯槁等初衰现象。到了四十八岁，三阳经的气血也衰减而不能上荣，故面容憔悴，头发花白。到了五十六岁，肝脏精血不足，筋膜得不到充足的营养，故肢体乏力，行动不便。到了六十四岁，肾脏精气更加衰少，天癸枯竭，整个身体都是现衰老疲惫的状态，牙齿和头发大量脱落。

肾在五行属水，藏精，主津液，故称为"水脏"。肾所藏之精，除禀受于先天父母外，同时也从五脏六腑得到不断的补充。如果五脏的精气盈盛，则肾藏的精气就充满，从而保持旺盛的生殖能力。女子到了七七，男子到了八八以后，五脏精气皆衰，则必然导致筋骨萎弱无力，身体沉重，走路不稳，头发变白等一系列衰老征象，同时因肾虚天癸竭尽，而丧失了生育能力。

【按语】

本段原文既强调了肾在生殖、发育、强壮、衰老过程中的主要作用，又阐述了五脏六腑之精与肾藏之精，即先天与后天相互促进、相互补充的辩证关系，体现人体内部的整体观。另外，在女子生育方面，本段原文提出了肾气、天癸、冲任脉与月经、胎孕的有机联系，为后世中医妇产科学基本理论的形成奠定了基础。

※（十一）《灵枢·本输》：肺合[1]大肠，大肠者，传道之腑；心合小肠，小肠者，受盛之腑；肝合胆，胆者，中[2]精之腑；脾合胃，胃者，五谷之腑；肾合膀胱，膀胱者，津液之腑也。（少阳[3]属肾，肾[4]上连肺；故将两脏[5]；）三焦者，中渎之腑[6]也，水道出焉，属[7]膀胱，是孤之腑[8]也。是六腑之所与合者。

【词解与校勘】

1. 合　指一脏一腑相配合，包括功能和经络两方面的联系。

2. 中　此处作"得"字解。

3. 少阳　《甲乙经》卷一第三、《太素》卷十一《本输》"少阳"均作"少阴"。可从。

4. 肾　《甲乙经》卷一第三无此字，于义较顺。

5. 将两脏　"将"作"行"解，"两脏"指肾和肺。足少阴肾经通行于肾肺两脏。按"少阴属肾，上连肺，故将两脏"这段文字，与前后文例不符，疑他篇之文错简于此。

6. 中渎之腑　"中"作"得"字解。中渎之腑指三焦是像水沟行水一样的腑。

7. 属　作"归属"解，指三焦运行的水液下流而藏于膀胱。

8. 孤之腑　"之"字疑为衍文。"孤腑"，是指没有脏与其直接相配合的腑。

【释义】

提要：本段介绍了五脏六腑之间的配合关系，并概括了六腑各自的主要功能。

脏与腑主要通过经络的相互络属、生理功能的相互配合和病理变化的相互影响而形成了密切的联系。肺与大肠相配合，经小肠"化物"后的糟粕由大肠传导而下，故称大肠为传导之腑。心与小肠相配合，小肠容纳胃中传来的水谷并泌别清浊，故称为"受盛之腑"。肝与胆相配合，胆接受肝之余气，聚而成精汁，故称为"中精之腑"。脾与胃相配合，胃受纳、腐熟水谷故称为"五谷之腑"。肾与膀胱相配合，全身的津液除濡润脏腑孔窍外，大部分经三焦下流于膀胱而贮藏之，"气化则能出"，故称膀胱为"津液之腑"。足少阴经连属于肾，"其直者，从肾上贯肝膈，入肺中"，因此足少阴经通行于肾肺两脏。三焦是人体内运行水液的器官，其津液均下流而归藏于膀胱，故称三焦为"中渎之腑，属膀胱"。三焦虽在经络上与心包相合，但心包附属于心，不单独为一脏，三焦腑无脏相合，故称为"孤腑"。以上就是六腑与五脏相配合的情况。

【按语】

三焦虽称"孤腑"，但与其他脏腑也有一定的联系。例如《素问·血气形志》篇说"少阳与心主为表里"，这是就手少阳三焦经和手厥阴心包经的络属而言；《灵枢·本脏》说"肾合三焦膀胱"，这是就功能活动而言，张介宾说："膀胱受三焦之水而当其疏泄之道，气本相依，体同一类"，"而膀胱为肾之合，故三焦亦属乎肾也。"

本段关于五脏合五腑的理论，不仅对形成人体内部的整体观有重要作用，而且对临床治疗亦有一定的指导意义。例如：运用宣肺降气法治大肠气滞之便秘，用疏导大肠积滞法治疗肺壅咳喘；用清利小肠法治疗心火上炎之口舌糜烂、生疮，用降泻心火法治疗小肠湿热之淋证、尿血等，在临床上屡获奇效。至于运用脾合胃、肝合胆、肾合膀胱的关系指导治疗就更普遍了，此不赘述。

※（十二）《灵枢·营卫生会》：黄帝曰：愿闻三焦之所出[1]。岐伯答曰：上焦出于胃上口[2]，并咽[3]以上，贯膈而布胸中，走腋，循太阴之分[4]而行，还至阳明，上至舌，下足阳明。常与营俱行于阳二十五度，行于阴亦二十五度，（一周也[5]，）故五十度而复大会[6]于手太阴矣。

【词解与校勘】

1. 三焦之所出　指上、中、下三焦所出之水谷精气及其运行、输布情况。本篇原文中有"营出于中焦，卫出于下（当据《甲乙经》《太素》《千金》等改为'上'）焦"之语。

2. 胃上口　指胃上脘贲门部。

3. 咽　这里指食道而言。

4. 太阴之分　指手太阴肺经所过的部位。

5. 一周也　据《灵枢经》校勘本刘衡如校："详文义，疑是后人沾注。"此三字当删。

6. 大会　阴阳之气交会，这里指卫气与营气运行一昼夜后相会于手太阴肺。

【释义】

提要：本段介绍了上焦的部位及上焦所出卫气运行的概况。

上焦的部位起于胃上脘，至咽喉。上焦宣发的卫气从胃上脘贲门处发出，与食道并行，穿过横膈，布散于胸中，然后从胸部横行腋下，沿手太阴肺经循行的部位，散布到手指，交接于手阳明大肠经，再上行至口舌处，然后循足阳明胃经的部位下行至足心，入足少阴肾经。卫行脉外，营行脉中，二者俱行，周流全身。卫气昼日行于阳二十五周次，夜行于阴二十五周次。营卫之气，一昼夜均行五十周次，而后会合于手太阴肺。

※（十三）黄帝曰：愿闻中焦之所出。岐伯答曰："中焦亦并胃中[1]，出上焦之后[2]，此所受气者[3]，泌糟粕[4]，蒸津液[5]，化其精微，上注于肺脉，乃化而为血，以奉[6]生身，莫贵于此，故独得行于经隧[7]，命曰营气。"黄帝曰：夫血之与气，异名同类，何谓也？岐伯答曰：营卫者，精气也；血者，神气也，故血之与气，异名同类焉。故夺[8]血者无汗，夺汗者无血，故人生有两死而无两生[9]。

【词解与校勘】

1. 胃中　指胃的中脘部。另据《甲乙经》卷一第十一、《太素》卷十一首篇"胃中"为"胃口",可资参考。

2. 上焦之后 "后"作"下"字读。即中焦所出,在上焦的下方。

3. 此所受气者 指中焦所接受的水谷。

4. 泌糟粕 "泌"作过滤解,这里是滤除水谷中的糟粕以吸取其精微的意思。

5. 蒸津液 《太素》卷十二首篇、《病源》卷十五《三焦病候》"蒸"作"承",承津液,即承受来自胃中水谷化生的津液。

6. 奉 丹波元简说:"奉、俸古通,养也。"

7. 经隧 经脉伏行于肌肤之内,象隧道一样,故又称"经隧"。

8. 夺 大量丧失的意思。

9. 两死而无两生 《外台》卷六《中焦热及寒泄痢方》引《删繁》作"一死而无再生"。于文义较顺,可从。

【释义】

提要:本段论述了中焦的部位和所出营气的化生和功能,以及气血同类、血汗同源的道理。

中焦起自胃中脘部,位置在上焦的下方。中焦所出的营气,来源于胃中水谷,经过复杂的消化过程,滤除糟粕,吸取津液,在脾的运化作用下,其最精微部分上注于肺脉,经过心火的化赤作用,变成血。这种不断运行于经脉中以供养人体、维持生命的最宝贵物质,命名为"营气"。营和卫是水谷化生的精气,血是产生神的物质基础,营卫之气和血虽然名称不同,但同属于水谷所化生的营养物质,故曰"异名同类"。汗为心液,是阳气蒸化阴液泄于腠理而成的。大量失血的病人不宜再发汗,而大汗的病人也不能再失血,因为夺汗与夺血重复发生,必然重伤阴液、阳气,甚至会导致死亡,而人死不能复生,故称"一死而无再生"。

※(十四)黄帝曰:愿闻下焦之所出。岐伯答曰:下焦者[1],别回肠[2],注于膀胱而渗入焉。故水谷者,常并居于胃中,成糟粕而俱下于大肠;(而成下焦,渗而俱下,济[3])泌别

汁⁴，循下焦而渗入膀胱焉。

【词解与校勘】

1. 下焦者　据《千金》卷二十第五及《外台》卷六《下焦热方》引《删繁》此后有"起胃下管"四字，于文例较合。

2. 回肠　即大肠上段，同小肠交接于阑门。

3. 而成下焦，渗而俱下，济　据《灵枢经》校勘本刘衡如校："此九字《素问·咳论》王注无，疑是后人沾注，应加括号，则文义俱畅。"当从之。

4. 泌别汁　张介宾说："泌，如狭流也；别汁，分别清浊也。"意思是像过滤一样使津液别出以渗流于膀胱。

【释义】

提要：本段说明了下焦的部位及下焦泌别津液以渗入膀胱的功能。

下焦起于胃下脘部。下焦所出的津液，从小肠与回肠之间的阑门部别出，下注而渗于膀胱。所以，水谷进入人体，先经过胃的腐熟，脾的运化，及小肠的"受盛""化物"后，糟粕下传大肠形成粪便排出；津液经阑门别出，沿下焦渗入膀胱之中。

【按语】

津液从大小肠之间的阑门别出经下焦而渗入膀胱的说法，为后世医家"利小便即实大便""决水旁流"的治疗原则提供了理论依据。

（十五）上焦如雾，中焦如沤¹，下焦如渎。

【词解】

1. 沤　久浸也。使物浸泡水中发生变化称为沤。

【释义】

提要：本段高度概括了上、中、下三焦不同的功能活动状态。

上焦敷布、宣发卫气，就象雾露一样弥漫全身，无处不到，故说"如雾"。中焦腐熟水谷，泌别糟粕，转输精微，运化营血等过程，就

第二章　脏象

像以水沤物一样，故说"如沤"。下焦泌别津液，渗入膀胱的过程，就像沟渠流水一样，故说"如渎"。

（十六）《灵枢·脉度》：五脏常内阅[1] 于上七窍[2] 也。故肺气通于鼻，肺和[3] 则鼻能知臭香矣；心气通于舌，心和则舌能知五味矣；肝气通于目，肝和则目辨五色矣；脾气通于口，脾和则口能知五谷矣；肾气通于耳，肾和则耳能闻五音矣。五脏不和，则七窍不通[4]；六腑不和，则留[5] 为痈[6]。

【词解与校勘】

1. 阅　作"经历""通达"解。

2. 上七窍　窍，孔道也。上七窍，指目二、耳二、鼻孔二、口一共七个外窍。

3. 和　本段"和"字作"和调""正常"解。

4. 七窍不通　指七窍气机不利，功能障碍。

5. 留　应据《甲乙经》卷一第四"留"字后加"结"字。

6. 痈　在此处通"壅"字。指六腑壅塞不通，出现吐逆、食不得入的关格证。

【释义】

提要：本段说明五脏与上七窍的内在联系及五官的功能。

五脏的精气经常由内而通达于头面七窍。肺主气，司呼吸，而鼻为呼吸的门户，故鼻为肺的外窍，肺气和调，鼻才具有辨别香臭的嗅觉。心主血脉，舌体为络脉聚集之处，且手少阴心经上挟咽，其别络系舌本，故舌为心之苗窍，心和神达，舌才具有辨别味道的味觉。肝藏血，目受血而能视，且足厥阴肝经"连目系"，故目为肝的外窍，肝气和调，目才具有辨别颜色的视觉。脾主运化水谷精微，而水谷必自口而入，且足太阴脾经"挟咽，连舌本，散舌下"，故口为脾的外窍，脾气和调，则口味好，食欲旺。肾的精气充养于耳，故耳为肾的外窍，肾气和调，耳才具有辨别声音的听觉。正由于五脏和七窍之间的内在联系，所以五脏脏气不和，就可影响到七窍的功能发生障碍。六腑是受水谷、行化物、转味而入出的器官，如果六腑气机不利，就会出现六腑壅塞所引起的病证。

【按语】

五脏与外窍的关系，《内经》各篇的记载不完全一致。例如，《素问·金匮真言论》说心"开窍于耳"、肾"开窍于二阴"，《灵枢·广大惑论》说"目者，心使也；心者，神之舍也"等，这一方面说明《内经》不是一个人或一个学派的作品，另一方面也说明对《内经》的理论应该全面掌握，灵活运用。

※（十七）《灵枢·大惑论》：五脏六腑之精气，皆注于目而为之精[1]。精之窠[2]为眼，骨[3]之精为瞳子，筋之精为黑眼，血之精为络，其窠[4]气之精为白眼，肌肉之精为约束[5]。裹撷[6]筋骨血气之精[7]，而与脉并为系[8]，上属于脑，后出于项中。

【词解与校勘】

1. 精　张介宾说："为精明之用也。"这里的"精"可理解为视觉功能。

2. 窠　音科，张介宾说："窠者，窝穴之谓。"

3. 骨　此处是肾的代名词。下文的筋、血、气、肌肉分别代表肝、心、肺、脾。

4. 其窠　《甲乙经》卷十二第四无此二字，疑为衍文。

5. 约束　即上下眼睑，又称"眼胞"，俗称"眼皮"。

6. 裹撷　撷，音协。张介宾说："以衣衽收物谓之撷。"裹撷，就是包罗、汇集的意思。

7. 筋骨血气之精　指注于黑眼、瞳子、络、白眼的五脏精气。

8. 并为系　合并为目系。

【释义】

提要：本段论述了眼睛的结构及其与五脏精气的关系。

五脏六腑通过经络的转输而上注其精气到眼睛，从而使眼睛具有正常的视力，因此，整个眼睛都是脏腑精气汇聚之所。依据五行理论和临床实践，肾脏精气主要滋养瞳子，肝脏精气主要滋养黑眼，心脏精气主要滋养两眦血络，肺脏精气主要滋养白眼，脾脏精气主要滋养眼胞。包罗、汇集眼睛各部分的精气，与进入眼睛的络脉合并为一束而形成目系，向后方入通于脑，接着向后下方延伸至项中。

※（十八）《灵枢·忧恚无言》：咽喉[1]者，水谷之道也。喉咙者，气之所以上下者也。会厌[2]者，音声之户也。口唇者，音声之扇也。舌者，音声之机也。悬壅垂[3]者，音声之关也。颃颡[4]者，分气之所泄也。横骨[5]者，神气所使，主发舌者也。故人之鼻洞[6]涕出不收者，颃颡不开，分气失也。是故厌小而疾[7]薄，则发气疾，其开阖利，其出气易；其厌大而厚，则开阖难，其气出[8]迟，故重言[9]。人卒然无音者，寒气客于厌，则厌不能发，发不能下，至其开阖不致[10]，故无音。

【词解与校勘】

1. 咽喉　这里单指咽，即口腔和食道之间的部位。

2. 会厌　覆于喉咙上口，属喉的一部分。发声则开，咽食则闭。张介宾说："咽喉食息之道得以不乱者，赖其遮厌，故谓之会厌；能开能阖，声由以出，故谓之户。"

3. 悬壅垂　在软腭后方，悬而下垂，俗称"小舌"。

4. 颃颡　音杭桑。张志聪说："颃颡者，腭之上窍，口鼻之气及涕唾从此相通，故为分气之所泄，谓气之从此而分出于口鼻者也。"颃颡即鼻之内窍，通于咽喉。

5. 横骨　此处指舌骨，与舌根相连。

6. 鼻洞　病名，即鼻渊。

7. 疾　《甲乙经》卷十二第二无此字，当删。

8. 气出　应据《甲乙经》卷十二第二改为"出气"。

9. 重言　即"口吃"。

10. 致　应据《甲乙经》卷十二第二改为"利"。

【释义】

提要：本段介绍了与发音有关的一些器官的功能及鼻洞、重言、寒证失音等病证的机理。

咽部上连口腔，下通食道，是水谷进入胃腑的通道。喉咙在咽部的前下方，上通鼻腔、口腔，下接气管，是呼吸之气上下出入必经之处，同时，又是发声的主要器官。会厌形似树叶复盖喉口，能开能阖，声由此传出，故称"音声之户"。口唇为口腔前壁，可辅助发音，唇启则声扬，故喻为"音声之扇"。舌居口腔中，舌的活动自如可形成不同的声音，所以称为"音声之机"。悬雍垂位居口、鼻、咽三腔交会之处，当气道之冲要，所以称为"音声之关"。颃颡在腭上鼻后，气由此而分泄于口鼻两腔。横骨连于舌根，可支配舌的运动，且与手少阴心经相通，而心主神明，因此横骨影响舌的活动是受心神所支配的。患鼻洞病而出现鼻涕下流不能收摄，是颃颡闭而不开，分气功能失职的缘故。一般来说，会厌薄而小的人，往往会厌灵敏，传声快速，开阖流利；会厌厚而大的人，则开阖不灵，传声迟缓，因而出现"口吃"的现象。突然失音的人，有的是寒邪侵犯会厌部，致使会厌活动障碍，既不能开发而声扬，又不能关阖而声抑，开阖均受阻，所以声音传不出来。

二、血气精神

※（十九）《灵枢·本脏》：人之血气精神者，所以奉生而周[1]于性命者也。经脉者，所以行血气而营阴阳[2]、濡[3]筋骨，利关节者也。卫气者，所以温分肉[4]、充皮肤、肥腠理、司关阖[5]者也。志意[6]者，所以御[7]精神、收魂魄、适寒温、和喜怒者也。是故血和则经脉流行，营复[8]阴阳，筋骨劲强，关节清利矣。卫气和则分肉解利[9]，皮肤调柔，腠理致密矣。志意和则精神专直[10]，魂魄不散，悔怒不起，五脏不受邪矣。寒温和则六腑化谷，风痹[11]不作，经脉通利，肢节得安矣。此人

之常平也。

【词解与校勘】

1. 周　作"周全"讲，这里的意思是使性命周全，健康长寿。

2. 阴阳　张介宾说："营，运也。"阴阳，指表里上下。营阴阳，就是造行气血至全身各处。

3. 濡　音如，作湿润解。

4. 分肉　张介宾说："肉有分理，故云分肉。"即指肌肉。

5. 关阖　应据王冰在《素问·生气通天论》《素问·阴阳应象大论》注中引《灵枢》文改"关"为"开"。

6. 志意　此处指人的正常思维活动。

7. 御　统御、治理的意思。

8. 复　周而复始、循环往复的意思。

9. 解利　舒缓滑利的意思。

10. 专直　张介宾说："言其专一而正也。"这里指精神集中，思维不乱。

11. 风痹　风，即风邪，这里泛指外来致病因素；痹，即闭阻不通。风痹，就是外、邪所致气血留滞而产生的一类病证。

【释义】

提要：本段主要论述血、气、精、神在体的重要作用。

血、气、精是维持人体生命的基本物质，其中精和血是脏腑和各组织器官功能活动最主要的物质基础，气既是营养物质，又是人体各种功能活动的体现，而神则是对人体精神意识思维活动的概括。精血充则气足，气足则神旺，而神对精、血、气又有一定的统御和协调作用。因此，血、气、精、神四者相互资生，相互为用，共同满足生命活动的需要，从而维持人体健康。经脉的作用是运行气血，使全身各部分都得到气血的滋养，从而保持其正常的功能活动，例如，使筋骨得到濡润而关节得以正常活动。卫气的作用是温养肌肉，充实皮肤腠理，控制汗孔的开阖，从而保护体表不受病邪的侵袭。志意作为正常的思维活动，可以治理精神，安定魂魄，使机体适应寒暖等外在环境的变化，以及调节喜怒等情志活动。所以，人体营血调和，就能使经脉正常运行不息，不断地营养全身各部分，从而表现为筋骨强劲有力，关节活动自如。卫气运行正常，则能温养肌肉，使其舒缓滑利，皮肤光泽柔润，腠理细致固密，则抗病力增强。人的思维活动正常，则表现为精力集中，意识清楚，魂魄等精神活动不致散乱，悔怒等异常而有害的情感变化不会发生，因此，藏神的五脏就不易受病邪的侵袭了。如果上述精气神三者均正常协调，人体就能很好地适应外界环境的变化，身体寒暖适度，六腑能"受水谷而行化物"，人体正气强盛，就不会发生风痹之类的病证，从而全身经脉畅通，肢体关节运动自如。这些就是人体的正常状态。

※（二十）《灵枢·决气》：黄帝曰：余闻人有精、气、津、液、血、脉，余意以为一气耳，今乃辨为六名，余不知其所以然[1]。岐伯曰：两神相搏[2]，合而成形，常先身生，是谓精。何谓气？岐伯曰：上焦开发，宣五谷味，熏肤、充身、泽毛，若雾露之溉，是谓气。何谓津？岐伯曰：腠理发泄，汗出溱溱[3]，是谓津。何谓液？岐伯曰：谷入气满，淖泽[4]注手骨，骨属[5]屈伸，泄泽[6]补益脑髓，皮肤润泽，是谓液。何谓血？岐伯曰：中焦受气取汁，变化而赤，是谓血。何谓脉？岐伯曰：壅遏[7]营气，令无所避，是谓脉。

黄帝曰：六气者，有余不足，气之多少，脑髓之虚实，血脉之清浊[8]，何以知之？岐伯曰：精脱者，耳聋；气脱者，目不明；津脱者，腠理开，汗大泄；液脱者，骨属屈伸不利，色夭[9]，脑髓消，胫酸，耳数鸣；血脱者，色白，夭然不泽；其脉[10]空虚，此其候也。

【词解与校勘】

1. 然　此字后应据《太素》卷二《六气》补"愿闻何谓精？"

一句。

2. 两神相搏　此处"两神"指男女两性，"搏"指交合、结聚。意为男女性交，其生殖之精互相结合。

3. 溱溱　音真，众盛貌。此处形容汗出很多的样子。

4. 淖泽　淖，音闹，潮湿的意思。淖泽，形容水谷津液盈满而流溢的状态。

5. 骨属　骨与骨连接处，即关节。

6. 泄泽　渗出而润泽的意思。

7. 壅遏　汪昂说："壅遏，约束也。"丹波元简引《潘氏续焰》说："壅遏，犹言拥迫，使入隧道，而无别道可避也。"

8. 血脉之清浊　这里的"清浊"作常、变解，即血脉的正常与异常。

9. 色夭　夭，音妖，指颜色枯槁无华。

10. 其脉　此二字前应据《甲乙经》卷一第十二补"脉脱者"三字，方与"六气"数合。

【释义】

提要：本段从不同角度介绍精、气、津、液、血、脉"六气"的概念及其不足所表现的部分证候。

精、气、津、液、血、脉六者，都依赖水谷精微的滋养和补充，共同构成了人体生命活动的物质基础。由于他们的生成，分布和功能有区别，因此有六个名称。男女交合后，逐渐孕育成新的形体，而构成这个新生命的原始物质，称为"精"。所以，这里的"精"是人类生殖发育的基本物质，源于先天（父母）而养于后天（水谷）。来源于脾胃的一部分水谷精微，通过上焦的宣发作用，输布到全身，以温润皮肤毛发，充养全身形体，像雾露灌溉草木一样，这种微细的营养物质就叫做"气"。水谷精微之液体部分，总称为"津液"。其中质较清稀，随卫气输布于体表，并能从腠理发泄于外而成为汗的部分，叫"津"；质较浓稠而渗灌到骨节，使关节屈伸灵活，并能内而补益脑髓，外而润泽皮肤的部分，叫"液"。中焦接受水谷精气，吸收部分津液，在上注于肺脉的过程中，经心火变化成赤色的液体，就叫做"血"。约束营血，使其沿一定路径流行而不致外溢的管道，叫做"脉"。

以上"六气"都可以出现邪气有余的实证和本气不足的虚证。例如：肾藏精，开窍于耳，所以，精亏者，可出现听力减退，五脏六腑精阳之气皆上注于目而为之精，故气虚者，可出现视物模糊不清；津亏者，可表现为腠理开而不阖，汗液大泄，这里因为汗液是津直接变化而来的；液虚者，不能润泽骨节皮肤、补益脑髓，因而出现关节活动不灵便、腿胫痠软、皮肤枯涩，脑髓空虚则眩晕、耳鸣频发；血不足则络脉不充，故面色苍白、枯槁无华；脉脱者，则按其脉不至，即指下无脉跳动，多由脉气衰竭所致。

【按语】

以上两段都是对气、血、精、神基本概念的阐述，但本段关于精、气、血、津、液、脉的概念并不完整，"精"（指生殖之精）和"脉"只介绍了功能，而"血"只简介其生成过程，对"气"和"液"着重指出其输布的部位和方式，而关于"津"，仅简述其排泄方式。因"六气"亏虚而产生的一些典型证候，虽失于简略，但仍可为临床辨证提供依据。同时，各"气"病证之间，例如津和液、血和脉等发生病变的表现往往难于绝然分开。

（二十一）《灵枢·经脉》：人始生，先成精，精成而脑髓生；骨为干，脉为营，筋为刚[1]，肉为墙[2]，皮肤坚而毛发长。谷入于胃，脉道以通，血气乃行。

【词解】

1. 刚　张介宾说："筋力刚劲，故能约束骨骼，动作强健。"
2. 墙　张志聪说："肉生于土，犹城墙之外卫也。"

【释义】

提要：本段简述生殖之精在母体内孕育成形的概况及水谷之精对生长发育的作用。

父母生殖之精在胞宫内形成胚胎，禀受母体气血的滋养而不断发育。先形成脑髓，接着生成骨骼以为形体的支干，生成经脉作为营运气血的通路，生成筋膜以约束骨骼，产生刚劲的肢体运动，生成肌肉像墙壁一样卫护内在的脏腑器官，最后生成坚韧的皮肤，并在皮肤上长出毛发，这样，人体的形象就基本具备了。胎儿脱离母体后，更加需要水谷精气的营养，才能使脉道畅通充盈，气血营运不息，从而保证婴儿的生长发育。正如张介宾所说："前言成形始于精，此言养形在于谷。"

（二十二）《灵枢·营卫生会》：人受气于谷，谷入于胃，以传与肺，五脏六腑，皆以受气，其清者[1]为营，浊者[1]为卫，营在脉中，卫在脉外。

【词解】
1. 清者、浊者　营气柔和、精专为清，卫气慓悍、滑疾为浊。
【释义】
提要：本段简述了营卫二气的来源和特性。

人体维持生命的精气，主要仰赖水谷精微的补充。水谷经过胃的受纳、腐熟和脾的运化，其中的精气上传到肺脏，再经过肺心的宣发灌注，则五脏六腑、四肢百骸都得到了精气的濡养。在上述过程中，水谷精气是以两种形式输布的，其中柔和、精专的部分叫营气，慓悍、滑疾的部分叫卫气。营气在经脉之内运行，而卫气则在经脉之外散发。

※（二十三）《素问·痹论》：营者，水谷之精气也，和调于五脏，洒陈[1]于六腑，乃能入于脉也，故循脉上下，贯五脏、络六腑也。卫者，水谷之悍气也，其气慓疾滑利[2]，不能入于脉也，故循皮肤之中、分肉之间，熏于肓膜[3]，散于胸腹。

【词解】
1. 洒陈　普遍散布的意思。
2. 慓疾滑利　慓，音漂，迅捷也。慓疾滑利，形容卫气敷布迅猛而流利。

3. 肓膜　肓，音荒。王冰说："肓膜，谓五脏之间隔中膜也。"故肓膜可理解为胸腹腔内、脏腑之间的包膜、系膜等组织。张介宾："肓者，凡腔腹肉理之间，上下空隙之处，皆谓之肓。""膜，筋膜也。"

【释义】

提要：本段论述了营气和卫气的不同性质及其分布的特点。

营气是水谷化生的精微物质中比较精专的部分，由于它要把营养输布于五脏六腑，因而能够入于经脉之内，并沿着经脉循行的途径至全身上下，以通达、联络五脏六腑。卫气是水谷化生的精微物质中比较强悍的部分，它的特性是迅猛而流利，因此不能入于经脉之中，而是流行于皮肤肌肉之间，温煦于体腔内的肓膜，布散于胸腹部。

※（二十四）《灵枢·五味》：谷始入于胃，其精微者，先出于胃之两焦[1]，以溉五脏，别出两行[2]营卫之道。其大气[3]之抟[4]而不行者，积于胸中，命曰气海[5]，出于肺，循喉咽[6]，故呼则出，吸则入。天地之精气[7]，其大数常出三入一[8]，故谷不入，半日则气衰，一日则气少矣。

【词解与校勘】

1. 两焦　据张志聪引任氏言："两焦，上焦中焦也。上焦出于胃上口，中焦亦并胃中，故曰两焦。"

2. 两行　指"营出于中焦，卫出于上焦"的两条道路而言。另据《甲乙经》卷六第九及《太素》卷二《调食》"行"后应补"于"字。

3. 大气　这里指宗气。《灵枢·邪客》："故宗气积于胸中，出于喉咙，以贯心脉（"脉"应改为"肺"）而行呼吸焉。"可与本段互证。

4. 抟　音团，结聚之意。

5. 气海　《灵枢·海论》："膻中者，为气之海。"这里的"膻中""胸中""气海"都是指膈上心肺所居、宗气汇聚之处。

6. 咽　应据《甲乙经》卷六第九及《太素》卷二《调食》改

"咽"为"咙"字。喉咙,包括喉和气管。

7. 天地之精气　此处即指饮食水谷。

8. 出三入一　《灵枢·邪客》:"五谷入于胃也,其糟粕、津液、宗气分为三隧。"张志聪说:"盖所入者谷,而所出者乃化糟粕,以次传下;其津液溉五脏而生营卫;其宗气积于胸中,以司呼吸,其所出有三者之隧道。"

【释义】

提要:本段主要论述了宗气的形成、功能及水谷对维持生命的极端重要性。

水谷入胃以后,通过脾胃的运化,其精微分别从上、中二焦输出,其中卫气由上焦宣发,行于脉外;营气从中焦贯注,行于脉中,从而散布到五脏六腑,营养全身。水谷精气汇聚于胸中者,称为宗气,所以胸中又称"气海"。宗气从肺发出,经气管和喉,外通口鼻,因而能够行使呼吸的职能,呼则气出,吸则气入。

水谷为天地之精气所化生,而胃为水谷之海。就胃而言,所入者,唯水谷一种,而所出者则有宗气、津液、糟粕三种,所以说:"其大数常出三入一。"由于水谷在人体内消耗的途径多、速度快,因而人半天不进水谷,真气就会衰减,一天不进水谷,真气就会严重不足。

(二十五)《素问·五脏生成论》:诸脉者皆属[1]于目,诸髓者皆属于脑,诸筋者皆属于节,诸血者皆属于心,诸气者皆属于肺,此四肢八溪[2]之朝夕[3]也。

故人卧血归于肝,肝[4]受血而能视,足受血而能步,掌受血而能握,指受血而能摄[5]。卧出而风吹之,血凝于肤者为痹[6],凝于脉者为泣[7],凝于足者为厥[8],此三者,血行而不得反其空[9],故为痹厥也。

【解释与校勘】

1. 属　和后文的"属"字均作连属、归属讲。

2. 八溪 张介宾说："八溪者，手有肘与腋，足有胯与腘也。此四肢之关节，故称为溪。"溪，在这里是指筋肉结聚、气血会合的四肢大关节处。

3. 朝夕 张介宾说："朝夕者，言人之诸脉、髓、筋、血、气，无不由此（按：指四肢八溪）出入，而朝夕运行不离也。"

4. 肝 李东垣《脾胃论》"肝"作"目"字，与下文足、掌、指等文义相称，可从。

5. 摄 《说文》："摄，引持也。"即以手取物之义。

6. 痹 此处指皮肤麻木不仁的病证。

7. 泣 此处同"涩"字，指血行滞涩不畅。

8. 厥 吴昆说："厥，足清而冷，不得温也。"

9. 不得反其空 反，归也。空，王冰说："空者，血流之道，大经隧也。"不得反其空，是说血凝于肤、脉、足的局部，因而不能还归至大经脉。

【释义】

提要：本段概述了脉、髓、筋、血、气与某些脏腑器官的连属关系，并举例说明血对维持组织器官功能活动的重要性。

五脏六腑的气血，皆通过经脉的运行而上注于目，所以，《灵枢·口问》曰"目者，宗脉之所聚也"，即是诸脉皆连属于目的意思。脊髓上通于脑，脑为髓海，所以说"诸髓者皆属于脑"。筋坚韧有力，多结聚于骨关节处，方能发挥束骨、利关节而司运动的功能，所以说"诸筋者皆属于节"。心主一身之血脉，为血脉运行的中心，所以说"诸血者皆属于心"。肺主气，司呼吸，治理人一身的气机，所以说"诸气者皆属于肺"。总之，四肢大关节是气、血、脉、髓、筋流行聚会之处，时刻不能相离。

王冰说："肝藏血，心行之，人动则血运于诸经，人静则血归于肝脏。"这段话体现了肝脏调节血量的功能。人体各脏腑组织器官只有得到足量血液的营养，才能发挥正常功能活动。肝开窍于目，目得肝血的滋养，才具有正常的视力，下肢得到血的滋养，才能健步行走，手掌得到血的滋养，才能有力地把握东西；手指得到血的滋养，才能灵巧地摄取物品。入睡卧时，阳气潜藏于内，此时，卫表空虚，若为风邪乘虚侵入经络，就可导致血液运行阻滞的病变：血凝于皮肤则感觉麻木不仁，属于痹证之类；血凝于较大的经脉，则可发生血行滞涩淤阻的病证；血凝的部位在下肢，可导致两足清冷不温的厥证。这三种病证都是由于血脉运行受阻、气血凝涩于局部而产生的。

※（二十六）《素问·经脉别论》：食气[1]入胃，散精于肝，淫[2]气于筋；食气入胃，浊气[3]归心，淫精于脉；脉气流经[4]，经气归于肺，肺朝百脉[5]，输精于皮毛。毛脉合精[6]，行气于府[7]，府精神明[8]，留于四脏[9]，气归于权衡[10]。权衡以平，气口[11]成寸，以决死生。

饮[12]入于胃，游溢[13]精气，上输于脾，脾气散精，上归于肺，通调水道[14]，下输膀胱。

水精[15]四布，五经[16]并行，合[17]于四时五脏阴阳揆度[18]以为常也。

【词解与校勘】

1. 食气　即食物。

2. 淫　浸淫、滋养的意思；

3. 浊气　指食物精微的浓厚部分。

4. 经　即经脉，是脉之大而深者。

5. 肺朝百脉　是"百脉朝肺"的倒装句。马莳说："肺为五脏之华盖，所谓脏真高于肺，以行营卫阴阳，故受百脉之朝会。"朝，有上奉、汇集的意思。

6. 毛脉合精　肺合皮毛而主气，心合血脉而主血，毛脉合精，就是气血会合、相互促进的意思。

7. 府　《素问·脉要精微论》："夫脉者，血之府也。"因此，这里的"府"指经脉而言。

8. 府精神明　府精，指经脉中的精气充盈；神明，指心的脏气强则精神旺。

9. 留于四脏　留，作"流"字解；四脏，指肺、脾、肝、肾。

10. 权衡　平衡、协调的意思。

11. 气口　张介宾说："气口之义，其名有三：手太阴肺经脉也，肺主诸气，气之盛衰见于此，故曰气口；肺朝百脉，脉之大会聚于此，故曰脉口；脉出太渊，其长一寸九分，故曰寸口。是名虽三而实则一也。"

12. 饮　指以水为主要成份的饮料，有别于上文之"食"。

13. 游溢　吴昆说："游，流行也，溢，涌溢也，《灵枢》所谓中焦如沤是也。"游溢，是形容脾胃转输水谷精微的状态。

14. 通调水道　指在肺的肃降作用下，津液畅通无阻地流行。

15. 水精　指水谷精微（气、血、津、液等）。

16. 五经　五脏络属的经脉，此处代表了全身十二经脉。

17. 合　此处作"应"字解。

18. 阴阳揆度　《新校正》："按一本云阴阳动静。"今从之。

【释义】

提要：本段分别论述了食物和饮料化生的精微物质在人体内的输布过程及切寸口脉诊病的道理。

谷食进入人体，经过脾胃的腐熟、消化，化生为精气，流注于经脉而营运于五脏。由于皮、肉、脉、筋、骨与五脏相合的关系，故本段举例说"散精于肝，淫气于筋"；"浊气归心，淫精于脉"；"经气归于肺"，"输精于皮毛"。至于"散精于脾，淫气于肉"，"散精于肾，淫气于骨"，虽未明确提出，也当义寓其中。在食物精气输布于全身的过程中，心肺两脏起着特别重要的作用。食物的精华部分从中焦上注于心，而心主一身之血脉，故精气亦随之流行于全身经脉。肺位最高，人体的大经脉皆上集于肺，故曰"肺朝百脉"。由于肺主气，心主血，气血在心肺内会合后，又运行于经脉之中。脉中精气充盈，则心主的神气健旺，就能协调并推运气血周流于肺、脾、肝、肾四脏。从而，水谷精气在五脏以至全身得以均衡地分布。于是，脏腑经络之气就能从手太阴肺经的寸口部位反映出来，所以切寸口脉能够诊断疾病的逆顺轻重。

饮料进入人体，经过脾胃的熟腐、转输、而化生为津液，由于脾气的转输而达于肺，在肺气的宣发、肃降和三焦的气化作用下，津液畅通无阻地布散到全身各个组织器官，同时，一部分津液下流而归藏于膀胱。

总之，水谷中的精微物质通过上述两条途经输布于全身，五脏络属的经脉都有精气运行不息，而这种输布和运行过程是与四时寒暑的变迁、五脏阴阳的运动相应的，这就是人体正常的功能状况。

（二十七）《灵枢·五癃津液别》：水谷皆入于口，其味有五，各注其海[1]，津液各走其道。故三焦[2]出气，以温肌肉，充皮肤，为其[3]津，其流[4]而不行者为液。天暑衣厚则腠理开，故汗出；寒留于分肉之间，聚沫[5]则为痛。天寒则腠理闭，气湿[6]不行，水下留[7]于膀胱，则为溺与气[8]。

【词解与校勘】

1. 海　这里可理解为汇聚、归属之处。

2. 三焦　应据《甲乙经》卷一第十三、《太素》卷二十九《津液》改"三"为"上"字，

3. 其　应据《甲乙经》卷一第十三、《太素》卷二十九《津液》删此字，方与下文句法一致。

4. 流　应据《甲乙经》卷一第十三、《太素》卷二十九《津液》改为"留"字。

5. 聚沫　指津液因寒凝而停聚于肌腠之间。

6. 湿　应据《甲乙经》卷一第十三、《太素》卷二十九《津液》改为"涩"字，滞涩的意思。

7. 留　应据《甲乙经》卷一第十三、《太素》卷二十九《津液》改为"流"或"溜"字。

8. 溺与气　"溺"通"尿"字。"与气"二字疑为衍文。

【释义】

提要：本段主要论述津液的来源、分类及寒暑不同时令的排泄

方式。

水谷从口入胃，五味按其所喜而分别汇聚和归属于五脏，津和液各自输布于不同的部位。津质较清稀，属阳，因而多随上焦卫气散布于体表，以温润肌腠，充养皮肤；液质较浓稠，属阴，因而主要留着脏腑，内渗于骨，"补益脑髓"，"濡润空窍"。暑热天或衣裳过厚时，腠理开张，津液为阳气蒸迫而外泄于皮肤为汗；若寒邪乘汗孔开张之际外袭，因寒气主凝敛，则津液凝聚成汁沫而滞留于肌肉之间，障碍气机为痛。天气寒冷时，肌肤紧缩，腠理关闭，则津液不得外泄于皮肤而下流于膀胱，并在阳气的作用下，形成尿液排出体外。

【按语】

津液在《内经》中虽基本上分为津和液两大类，但有时二者又无严格界限，因此往往津液并提。汗和尿都是津液变化的产物，由于人体内水液须保持相对平衡，因此汗多者，尿必少，尿多者，汗必少，二者过多必然重伤津液，这是临床上必须注意的一条原则。例如张仲景说："阳明病，汗出多而渴者，不可与猪苓汤。以汗多胃中燥，猪苓汤复利其小便故也。"（《伤寒论》224 条）

※（二十八）《灵枢·本神》：天之在我者，德[1] 也，地之在我者，气[2] 也，德流气薄[3] 而生者也。故生之来谓之精，两精相搏谓之神[4]，随神[5] 往来者谓之魂，并精而出入者谓之魄。所以任物[6] 者谓之心，心有所忆谓之意，意之所存谓之志，因志而存变谓之思，因思而远慕[7] 谓之虑，因虑而处物谓之智。

【词解与校勘】

1. 德　德，惠也。这里可理解为自然界供给人类以空气、阳光、气候等生活条件。

2. 气　此处指地面上生长的动植物中可供人体食用的营养物质。

3. 德流气薄　"薄"作"交""合"解。德流气薄，可理解为天地阴阳之气结合的意思。

4. 神　指阴阳变化而形成新的生命活动。

5. 神　此"神"字是指人的精神思维活动，范围较上一"神"字窄些。另据《素问·宣明五气》王冰注文引《灵枢》文，"神"字后有"而"字，与下句成对文。

6. 任物　接受事物并进行思考以作出反应，也就是主持神明的意思。

7. 远慕　即深谋远虑、从长远打算的意思。

【释义】

提要：本段重点介绍了人体精神活动的主要内容及其相互联系。

天所赋予人类的是空气、阳光、气候等必要的自然条件，地所赋予人类的是水谷等食物营养，天地阴阳之气的结合就形成了人类生命存在的外在环境。孕育生命的原始物质称为"精"；男女之精结合而产生新的生命活动，这种玄妙的变化叫做"神"；与神志密切联系的谋虑、梦幻等活动属于魂的表现；形体的感觉、动作等属于魄，而精足则形强，形强则魄壮，所以魄与精是联系在一起的。在人体内，心是对事物或现象进行分析、作出反应的主要脏器；心中忆念而未定的想法就叫"意"；主意已定而不变就叫"志"；为实现意志而反复思考就叫"思"；进一步深思熟虑从长远打算就叫"虑"；考虑周密而能正确处理事物叫"智"。

（二十九）《素问·六节脏象论》：天食[1] 人以五气[2]，地食人以五味[3]。五气入鼻，藏于心肺，上使五色修明[4]，音声能彰[5]；五味入口，藏于肠胃，味有所藏，以养五气[6]；气和而生，津液相成，神乃自生。

【词解】

1. 食　音义同"饲"，下句"食"字同，作供养、给予解。

2. 五气　原指臊、焦、香、腥、腐五气，这里指从自然界吸入的清气。

3. 五味　原指食物的酸苦甘辛咸五味，这里借指可供食用的动植物中的营养物质。

4. 修明　修，美好也。修明，鲜明、润泽的意思。

5. 彰　作"明""著"解，这里指声音洪亮、清晰。

6. 五气　五脏的精气。

【释义】

提要：本段说明天地精气进入人体是充养脏腑以变化生神的来源和基础。

人体和外在环境密切相连，不可分离。天居上，供给人以清气，地在下，供给人以食物。清气入鼻，经喉咙而达肺心，与水谷精气汇合，而营运于全身。心主血，其华在面，心血充则面色鲜泽明润；肺主气通于喉，肺气调则声音洪亮、清晰。水谷入口经咽而受纳于胃肠，其精微物质在脾胃的运化下输送到五脏，五脏精盈气旺，则能不断地化生气血津液，以维持人体正常的生命活动，在这个过程中，人的神气就自然而然地表现出来了。

【按语】

本段不仅阐述了"神"与脏腑、精、气、血、津液之间的关系，也喻示望面色、听声音、问食欲食量等是判断神衰神旺的重要依据。另外，《灵枢·天年》说："黄帝曰：何者为神？岐伯曰：血气已和，营卫已通，五脏已成，神气舍心，魂魄毕具，乃成为人。"《素问·八正神明论》说："血气者，人之神，不可不谨养。"等，皆可与本段内容互相印证、发挥。

小　结

本章介绍了《内经》中有关"脏象"的原文共二十九段，论述了人体脏腑、形体、五官、营卫、气、血、津、液、精、神等的生理病理及其相互关系，以便为进一步深入钻研《内经》脏象理论奠定初步的基础。

在"脏腑"部分，首先提出了脏腑、奇恒之腑的基本概念和特点。

第一章　脏　象

五脏"藏精、神、血、气、魂、魄""藏精气而不泻""满而不能实"；六腑"化水谷而行津液""传化物而不藏""实而不能满"；奇恒之腑"皆藏于阴而象于地，故藏而不泻"。接着分别阐述了五脏所主（所本）、所藏（精、气、营、血、脉）、所舍（五神）、所充（五体）、所华（外荣）、所合（五腑）、所阅（开窍）、所化（五液）、所通（四时气候）、所恶（五气）等重要内容。五脏六腑分工合作，在人体内处于核心地位。具体来说，"心藏脉，脉舍神"，"肝藏血，血舍魂"，脾为"仓廪之本，营之居"，肺为"气之本，魄之处"，肾为"封藏之本，精之处"；胃为"水谷之海"，"五味出焉"，胆为"中精之腑"，"决断出焉"，小肠为"受盛之官，化物出焉"，大肠为"传导之官，变化出焉"，膀胱为"州都之官，津液藏焉，气化则能出矣"，三焦为"决渎之官，水道出焉"，"是孤腑也"。"凡此十二官者，不得相失也。"其中，心为"五脏六腑之大主""精神之所舍""生之本"；脾主"为胃行其津液"，运化水谷精微，为后天之本；肾"主水，受五脏六腑之精而藏之"，主生殖发育，为先天之本，此三脏更具有特殊的重要性。另外，对三焦这一特殊的腑的部位及功能，眼睛的构造及其与脏腑的关系，发音的器官及其机理也作了简要的论述。

在"血气精神"部分，首先概述了血、气、精、神对维持人体生命活动的重要意义，接着分别对营、卫、气、血、津、液、精、神的来源、运行（或输布）、功能及病理表现等进行了阐述，其中关于水谷精微在人体内的化生、输布过程及其与脏腑的联系占了较多的篇幅。例如，"人受气于谷，谷入于胃，以传与肺，五脏六腑皆以受气"；"营者，水谷之精气也"，"以奉生身，莫贵于此，故独得行于经隧"；"卫者，水谷之悍气也，其气慓疾滑利，不能入于脉也"，"所以温分肉、充皮肤、肥腠理、司开合者也"；宗气为"大气之抟而不行者，积于胸中"，"出于喉咙，以贯心肺而行呼吸焉"。"诸血者，皆属于心"，"血和则经脉流行，营复阴阳，筋骨劲强，关节清利矣"。"水谷皆入于口"，"津液各走其道"，其基本过程是"饮入于胃，游溢精气，上输于脾，脾气散精，上归于肺，通调水道，下输膀胱"。广义的"精"包括精、气、血、津液，而狭义的"精"就是"人始生，先成精"的生殖之精。"神"是在广义的"精"的基础上产生的，是人体生命活动的外在表现，所以说"两精相搏谓之神""味有所藏，以养五气，气和而生，津液相成，神乃自生"。而"神"的比较狭窄而常用的概念则是指人的一切精神活动，如思维、意识、情感等，这就是"心藏神"的"神"。《内经》把精神活动的不同内容或阶段分别称为神、魂、魄、意、志、思、虑、智等。人体精、气、神三者之间是相互资生和转化的，在病理上也是相互影响和传变的。

总之，脏象学说是祖国医学基础理论的核心部分，是临床各科辨证施治的主要依据之一，而这一学说是在《内经》中初步建立起来的，经过历代医家不断充实和发展而渐臻完善的。我们要继承发扬祖国医学遗产，创立我国独特的新医药学，就必须对《内经》脏象理论进行深入全面的发掘和研究。

第三章　经　络

概　述

经络学说是我国劳动人民在长期和疾病作斗争的实践中总结出来的，是祖国医学理论体系的重要组成部分，贯串在中医生理、病理、诊断、治疗等各个方面。它不仅是针灸学的理论基础，而且指导着中医临床各科的实践。故《灵枢·经脉》指出："经脉者，所以能决死生，处百病，调虚实，不可不通。"

人是一个有机的整体，五脏六腑、四肢关节、五官九窍、皮肉筋骨等的互相联系，主要是通过经络来实现的。所以经络是运行气血以沟通人体表里上下，联络脏腑组织的一个组织系统，它在体内纵横交错，维系阴阳，将人体构成一个统一的整体。

经，即经脉，含有路径的意思，它是经络系统的纵行干线，多循行于人体的深部。络，即络脉，含有网络的意思，它是经脉的分支，在人体纵横交错，网络全身，其分布部位较浅。

经脉分为正经和奇经两大类：正经有十二条，即手足三阴经和手足三阳经；奇经有八条，即冲脉、任脉、督脉、带脉、阳维脉、阴维脉、阳跷脉、阴跷脉，合称为奇经八脉。络脉有四种，即浮络、孙络、别络和大络。分布浅表的络脉称为浮络；络脉之分支而细小的，称为孙络；别络有十五条，即十二经和任脉、督脉各有一别络，以及脾之大络。

此外，尚有由正经别出的十二经别，以及联缀百骸、维络周身的十二经筋。

一、十二经脉

（一）《灵枢·经脉》：肺手太阴之脉，起于中焦，下络[1]大肠，还[2]循[3]胃口[4]，上膈[5]属[6]肺，从肺系[7]横出腋[8]下，下循臑[9]内，行少阴[11]、心主[11]之前，下肘中，循臂[12]内上骨[13]下廉[14]，入寸口，上鱼[15]，循鱼际[16]，出大指之端。其支者，从腕后直出次指内廉出其端。

【词解】

1. 络　与其相表里的脏腑联络叫"络"。

2. 还　去而复返叫"还"。

3. 循　作"顺着"解。

4. 胃口　指胃的下、上口，即幽门、贲门。

5. 膈　指横膈膜。

6. 属　与其本脏相连叫"属"。

7. 肺系　指喉咙、气管。

8. 腋　即腋窝部位。这里指中府穴。

9. 臑　音儒，肩下肘上为臑。手三阴经位于上臂内侧，所以通称"臑内"。手三阳经位于上臂外侧，所以通称"臑外"。

10. 少阴　指心经。

11. 心主　指手厥阴经。

12. 臂　肘下叫做臂。一说肩以下腕以上通称为臂。此处指前者。

13. 上骨　即桡骨。

14. 廉　侧、边的意思。

15. 鱼　大指本节后、掌侧肌肉隆起处，叫"鱼"。

16. 鱼际　"鱼"部之边际。又指穴名。

【释义】

提要：本段介绍了手太阴肺经的循行途径。

肺的经脉叫手太阴经，起于胃的中脘部，向下联络于大肠，自大肠

第三章　经　络

而上，复绕胃口，上贯膈膜而属于肺，肺脉循气管至喉咙而横走腋下，沿着上臂内侧，走在手少阴经和手厥阴经的前缘，直下至肘，又沿着前臂内上骨的前缘，通过寸口至手掌"鱼"部，沿鱼际出拇指的指尖而止。它的支脉，从手腕后直走食指端内侧的商阳穴，与手阳明经相接。

（二）是动则病[1]肺胀满，膨膨而喘咳，缺盆[2]中痛，甚则交两手而瞀[3]，此为臂厥。是主肺所生病者，咳上气，喘渴[4]烦心，胸满，臑臂内前廉痛厥[5]，掌中热。气盛有余，则肩臂痛风寒[6]，汗出中风[7]，小便数而欠。气虚则肩背痛寒，少气不足以息，溺色变。

【词解与校勘】

1. 是动则病　张介宾说："动，言变也。变则变常而为病也。"意即本条经脉发生了变动，就有下述相应的证候随之发生。

2. 缺盆　在肩下横骨上陷中，是足阳明胃经穴。

3. 瞀　音茂。昏闷也。

4. 渴　应据《甲乙经》卷二第一上、《脉经》卷六第七改为"喝"字。

5. 厥　《脉经》卷六第七、《千金》卷十七第一均无此字，当删。

6. 痛风寒　应据《脉经》卷六第七、《千金》卷十七第一删"寒"字。"痛风"为病名。

7. 中风　应据《脉经》卷六第七删。

【释义】

提要：本段介绍了手太阴肺经是动所生病。

手太阴经脉本于肺脏，所以手太阴经发生了变动，必影响于肺脏。肺病则气机不能正常肃降，故胸部胀满、气喘、咳嗽。缺盆虽为阳明经的通路，而肺位尤近，如果肺气不利，则缺盆因之而痛，痛甚则两手交叉按胸而感觉昏闷，这称为"臂厥"。心与肺同居胸中，肺病影响及心，所以心烦而胸满。臑臂为肺经所过之处，经气不调则臑臂内侧作痛。手太阴之别，直入掌中，故掌中发热。肺居胸背之间，若风邪犯肺则肩背痛风而汗出，汗出多则伤津而生内热，故小便频数短少。若经气虚寒而血脉凝涩，则肩背冷痛。肺主气，宗气虚则出现少气而呼吸不相连续，肺虚无力"通调水道"，故溺色不正常，这些也是肺脏所主的证候。

【按语】

关于《灵枢·经脉》中"是动则病"和"是主 X 所生病者"的问题，历代医家的注释不一，其代表性的观点有以下几种：

1. "是动病"为气病、先病，"所生病"为血病，后病。（《难经·二十二难》）

2. "是动病"为在气、在阳、在卫、在外；"所生病"为在血、在阴、在营、在里。（《难经》杨康候注语）

3. "是动病"为本经病，"所生病"为他经病。（徐大椿《难经经释》）

4. "是动病"为经络病，"所生病"为脏（或腑）病。（《校注十四经发挥》承淡安注语）

5. "是动病"为外因所致，"所生病"为内因所致。（张志聪《灵枢集注》）

6. "是动病"指从本经的俞穴搏动可以测知后述的病证，"主 X 所生病者"则是对前段病证所属的结语。而"主 X 所生病者"后面罗列的病证或出本经，或由合经。（马蒔《黄帝内经灵枢注证发微》）

7. "是动病"是说明经脉的病理现象，"所生病"是说明该经经穴的主治证候，二者是一致的。（上海中医学院《针灸学》人民卫生出版社 1974 年 7 月第 1 版）

上述观点有的是主观臆断，同原文所列的证候不符，有的观点虽有一定的依据和道理，但仍不能圆满地解释所有证候。我们认为，不管是"是动病"还是"所生病"，都是叙述本经和本脏（或腑）有关的病理和证候，二者没有明确的界限。同时，每段中文字重复、难解及需校勘之处甚多，因此，我们疑原文有错简，主张存疑待考。所以在"释义"中，我们把"是动病"和"所生病"的文字合在一起稍作阐释，而未予区分，并把"是主X所生病者"一句放在最后加以说明。

（三）大肠手阳明之脉，起于大指次指之端[1]，循指上廉，出合谷[2]两骨之间，上入两筋之中[3]，循臂上廉，入肘外廉，上臑外前廉，上肩，出髃骨[4]之前廉，上出于柱骨之会上[5]下入缺盆，络肺，下膈，属大肠。其支者，从缺盆上颈，贯颊[6]，入下齿中，还出挟[7]口，交[8]人中[9]，左之右，右之左，上挟鼻孔。

【词解】

1. 大指次指之端　即食指之尖，穴名商阳。

2. 合谷　穴名，在手大指次指歧骨间陷中。

3. 两筋之中　腕部前外侧两筋陷中，即阳溪穴。

4. 髃骨　髃音鱼，髃骨指肩胛骨与锁骨关节部的肩峰。

5. 柱骨之会上　柱骨，即天柱骨，指背项之间的颈椎骨。六阳经皆会于督脉之大椎，故称为"会上"。

6. 颊　面之两侧为颊。

7. 挟　经络并列于某部位的两边曰"挟"。

8. 交　经络彼此交叉而过曰"交"。

9. 人中　即督脉之水沟穴。

【释义】

提要：本段介绍了手阳明大肠经的循行途径。

大肠的经脉叫手阳明经。起于食指尖端内侧的商阳穴，沿着食指上侧，通过拇指食指歧骨间的合谷穴，上走腕中两筋凹陷处的阳溪穴，沿前臂外侧前缘行至肘外侧，沿上臂外侧前缘上肩，走髃骨的前侧，再上项背相接处的天柱骨，与诸阳经会于督脉的大椎，又向下入缺盆，联络肺脏，下横膈膜，而属于大肠。它的支脉，从缺盆上走颈部，通过颊部入下齿中，回出挟口唇左右，两脉交会于人中，自此左脉走右，右脉走左，上挟鼻孔两旁的迎香穴，与足阳明经相接。

（四）是动则病齿痛，颈肿，是主津液¹所生病者，目黄，口干，鼽衄²，喉痹，肩前臑痛，大指次指痛不用，气有余，则当脉所过者热肿，虚则寒栗不复。

【词解与校勘】

1. 液　应据《脉经》卷六第八、《太素》卷八首篇删。

2. 鼽衄　鼽，音求。鼽衄，就是鼻出血。

【释义】

提要：本段介绍了手阳明大肠经是动所生病。

手阳明经脉本于大肠，其脉从缺盆上颈，穿颊，入下齿中，故该经发生病变则齿痛、颈肿。大肠湿热熏蒸则目黄，大肠燥热伤津则口干。其支脉上颈挟鼻孔，风热客于本经，故鼻出血、喉肿痛。肩前、臑和大指次指都是大肠经所过之处，经气不利故痛。阳气有余则邪从阳化热而为阳证，故经脉所过之处，发热而肿。本经气虚则为阴症，故怕冷战栗，不能恢复正常的体温。大肠主传导、燥化糟粕，大肠病变多属于津的停聚或亏虚，所以说大肠"主津所生病者"。

（五）胃足阳明之脉，起于鼻之¹交頞²中，旁纳³太阳之脉，下循鼻外，入上齿中，还出挟口环⁴唇，下交承浆，却循颐⁵后下廉，出大迎⁶，循颊车⁷，上耳前，过客主人⁸，循发际，至额颅⁹。其支者，从大迎前下人迎¹⁰，循喉咙，入缺盆，下膈，属胃络脾。其直者，从缺盆下乳内廉，下挟脐，入气街中。其支者，起于胃口，下循腹里，下至气街中而合，以下髀关¹¹，抵伏兔¹²，下膝膑¹³中，下循胫¹⁴外廉，下足跗¹⁵，入中指内间¹⁶。其支者，下廉¹⁷三寸而别，下入中指外间。其支者，别跗上，入大指间出其端。

【词解与校勘】

1. 之　应据《甲乙经》卷二第一上、《脉经》卷六第六删。"鼻"

后加逗号。

2. 頄　音遏，即鼻茎，亦称山根。

3. 纳　应据《甲乙经》卷二第一上、《脉经》卷六第六改为"约"字，作"交会"解。

4. 环　经络围绕其周围叫"环"。

5. 颐　音移。指口角后、腮下的部位。

6. 大迎　本经穴名，在颊车前。

7. 颊车　本经穴名，在耳垂下八分。

8. 客主人　在耳前，即足少阳经上关穴。

9. 额颅　两眉上至发际称额，头盖骨称颅。

10. 人迎　本经穴名，在结喉旁一寸五分动脉处。

11. 髀关　在大腿前上方的交纹处，又是穴名。

12. 伏兔　大腿前外侧隆起之肉，形如兔伏。

13. 髌　膝盖曰髌。

14. 胫　小腿大骨曰胫，又称骭。

15. 跗　足背。

16. 入中指内间　根据足阳明胃经厉兑穴所在部位，本句当校正为"入次指外间"。

17. 廉　应据《甲乙经》卷二第一上、《脉经》卷六第六改为"膝"字。

【释义】

提要：本段介绍了足阳明胃经的循行途径。

胃的经脉叫足阳明经，起于鼻，左右相交于鼻根，并与起于目内眦的足太阳经相会，故曰"旁约太阳之脉"，下循鼻孔外侧进入上齿中，回出环绕口唇，下交承浆穴，退行于颐后下侧，出大迎穴，经颊车，上耳前，过足少阳胆经上关穴，沿发际至额颅，会于督脉之神庭。它的支脉，自大迎前下走人迎，沿喉咙入缺盆，入里下行过膈，属于胃，而络于脾。其直下而外行的，从缺盆下走乳房内侧，再下挟脐至毛际两旁的气街穴。另一支脉，起于胃的下口，下走腹内至气街与本经直行的相合，由此又下行经髀关和伏兔，再下至膝盖，沿足胫外侧前缘至足背，入足次趾外侧而止于厉兑穴。又一支脉，从膝下三寸的足三里穴别出，而下走至中指外侧。又一支脉，从足背走到足大指尖端，与足太阴经相接。

（六）是动则病洒洒振寒[1]，善呻[2]，数欠[3]，颜黑。病至则恶人与火，闻木声则惕然而惊，心欲[4] 动，独闭户塞牖而处，甚则欲上高而歌，弃衣而走，贲响[5] 腹胀，是为骭厥[6]。是主血所生病者，狂，疟，温淫[7] 汗出，鼽衄，口㖞[8]，唇胗[9]，颈肿、喉痹，大腹水肿，膝膑肿痛，循膺[10] 乳、气街、股[11]、伏兔、骭外廉、足跗上皆痛，中指不用。气盛则身以前皆热，其有余于胃，则消谷善饥，溺色黄；气不足则身以前皆寒栗，胃中寒则胀满。

【词解与校勘】

1. 洒洒振寒　全身感觉寒冷而战栗貌。

2. 呻　应据《甲乙经》卷二第一上、《脉经》卷六第六等改为"伸"字，是伸展肢体的意思。

3. 数欠　频频呵欠。

4. 欲　应据《素问·脉解》移于下句"独"字之前。

5. 贲响　即腹如雷鸣。

6. 骭厥　骭，音干。胫、骭、骭、骹义同。足阳明之脉自膝下胫，其气厥逆于上而出现上述证候，故称为"骭厥"。

7. 温淫　即高热温病。

8. 口㖞　即口歪。

9. 唇胗　胗，同疹。唇胗即唇疮。

10. 膺　胸骨两侧肌肉隆起的部位。

11. 股　指大腿部。

【释义】

提要：本段介绍了足阳明胃经是动所生病。

《素问·脉解》指出："阳明者午也，阳盛则阴气加之，故洒洒振寒也。"善伸数欠，是阳气受阴邪郁遏，欲伸而出之象。火极反似水色，故黑色现于面部。土畏木克，故听到木音则惊骇不安。阳明热邪从胃络上扰于心，则心悸不宁、心烦，烦则恶喧闹，所以欲独闭门塞窗而居。阳盛则四肢实，故登高而歌；内外皆热则恶热，故弃衣而就凉。阳明脉循腹里，胃气逆乱，故腹胀肠鸣。以上诸证皆足阳明胃经经气上逆所致，而胃经自膝膑下骭外廉，所以称为"骭厥"。热胜则为狂，风胜则为疟，温邪淫胜则高热汗出。鼻、唇、颈、喉、膺、乳、腹、气街、股、骭、跗、中趾都是足阳明经循行的部位，风热上袭，则鼻出血、口歪、唇疮、颈肿、喉痹；经气阻滞不利，则大腹水肿，膝膑肿痛，膺乳、气街、股、伏兔、骭外廉、足跗上皆痛，中趾不能随意活动。阳明经行身之前，故热邪盛于胃经则身以前皆热，热邪盛于胃腑，则消谷善饥；胃经气血不足则身以前畏寒而栗，寒滞胃腑，腐熟无能，则胃脘胀满。营血源于中焦水谷精气，而胃为水谷之海，所以说胃"主血所生病者"。

（七）脾足太阴之脉，起于大指之端，循指内侧白肉际[1]，过核骨[2]后，上内踝[3]前廉，上踹[4]内，循胫骨后，交出厥阴之前，上膝股内前廉，入腹属脾络胃，上膈，挟咽，连舌本，散舌下。其支者，复从胃，别上膈，注心中。

【词解与校勘】

1. 白肉际　手足的掌与指，皆分赤白肉，背面有毫毛部分名赤肉，掌面不生毫毛部分名白肉。赤白肉交界之处称为赤白肉际，亦称白肉际。

2. 核骨　足大指本节后内侧的圆骨。

3. 踝　胫下端两旁高骨曰"踝"。

4. 踹　应据《甲乙经》卷二第一上、《太素》卷八首篇等改作"腨"，音篆，俗称小腿肚。后文"踹"字同此例。

【释义】

提要：本段介绍了足太阴脾经的循行途径。

脾的经脉叫足太阴经，起于足大指尖端，沿大指内侧赤白肉际，过圆骨后，达于内踝前侧。再上小腿内侧，沿胫骨后面，穿过足厥阴经前面，上走膝股内前侧，入于腹中，属于脾而络于胃。然后外出上胸膈，挟食道和咽达于舌根，而散于舌下。其支脉又从胃脘别出，上过膈膜，而注于心中，与手少阴经相接。

（八）是动则病舌本[1]强，食则呕，胃脘痛，腹胀，善噫[2]，得后与气[3]则快然如衰，身体皆重，是主脾所生病者，舌本痛，体不能动摇，食不下，烦心，心下急痛，溏瘕泄[4]，水闭[5]，黄疸，不能卧[6]，强立股膝内肿厥，足大指不用。

【词解与校勘】

1. 本　《太素》卷八首篇无此字。今从之。
2. 噫　音义同"嗳"。
3. 后与气　后，指大便；气，指矢气。
4. 溏瘕泄　即泄痢。
5. 水闭　指小便不利。
6. 不能卧　应据《脉经》卷六第五改作"好卧，不能食肉，唇青"八字。

【释义】

提要：本段介绍了足太阴脾经是动所生病。

足太阴脉连舌本，散舌下，故脾经病则舌强不舒，舌根痛。脾失健运，胃气上逆，则食不下，食入必呕，常嗳气。脾脉入腹属脾络胃，脾胃不和，中焦气滞则心下（胃脘）急痛，腹胀，得大便或矢气后胀痛减轻。脾失健运，水湿停滞于内则小便不利，泄痢。湿滞肌肉，则觉身体沉重，好卧。湿邪阻中，则不能食肉，土虚木横则唇青。湿郁化热蒸溢肌肤则为黄疸。股膝内侧及足大指为脾经所过，若强行站立则脾湿下注，故上述部位肿痛、清冷或不用。以上这些也是脾脏所主的病证。

（九）心手少阴之脉，起于心中，出属心系[1]，下膈，络小肠。其支者，从心系上挟咽，系目系。其直者，复从心系却上肺，下[2]出腋下，下循臑内后廉，行太阴，心主[3]之后，下肘内，循臂内后廉，抵掌后锐骨[4]之端，入掌内后廉，循小指之内出其端。

【词解与校勘】

1. 心系　这里指的是心与肺相联系的络脉。

2. 下　应据《甲乙经》卷二第一上、《太素》卷八首篇改为"上"字。

3. 太阴、心主　即肺经与心包经。

4. 掌后锐骨　掌后神门穴处的高骨。

【释义】

提要：本段介绍了手少阴心经的循行途径。

心的经脉叫手少阴经，手少阴之脉起于心中，出走心系，下穿膈膜，络于小肠。它的支脉，从心系上绕咽喉，而与目系连属。其直行的干脉，从心系过肺，横出腋下，沿臑内后侧行手太阴和手厥阴两经之后，下行肘内，沿臂内后侧，至掌后高骨之端，入掌内后侧，再沿手小指内侧至其尖端，与手太阳经相接。

（十）是动则病嗌干，心痛，渴而欲饮，是为臂厥。是主心所生病者，目黄，胁痛，臑臂内后廉痛厥，掌中热痛。

【释义】

提要：本段介绍了手少阴心经是动所生病。

手少阴经上挟咽，若心经热邪灼津，则咽嗌干燥，渴欲饮水；心脏气血运行受阻，则心胸部闷痛，这些证候是手少阴经气厥逆所致，而心经下肘循臂，故称为"臂厥"。心脉系目系，热气上蒸，故目色黄。心脉上肺出腋下，循臑、臂、掌内后廉而行，所以手少阴经气不调，可以出现胸胁痛，臑臂内后廉痛，掌中热痛。这些也是心脏所主的病证。

（十一）小肠手太阳之脉，起于小指之端，循手外侧上腕，出踝[1]中，直上循臂骨下廉，出肘内侧两筋之间[2]，上循臑外后廉，出肩解[3]，绕肩胛，交肩上，入缺盆，络心，循咽，下膈，抵胃，属小肠。其支者，从缺盆循颈上颊，至目锐眦[4]，却入耳中。其支者，别颊上䪼[5]，抵鼻，至目内眦[6]。斜络于颧[7]。

【词解与校勘】

1. 踝　手腕外侧后缘的高骨也称踝。

2. 肘内侧两筋之间　筋，应据《甲乙经》卷二第一上、《脉经》卷六第四等改为"骨"字。本句是指肘内侧后缘两骨尖之间的小海穴。

3. 肩解　肩峰与上臂骨的合缝处。

4. 目锐眦　眼外角。

5. 䪼　音拙，目下为䪼。

6. 目内眦　眼内角。

7. 斜络于颧　《太素》卷八首篇及《发挥》卷中无此四字，当删。

【释义】

提要：本段介绍了手太阳小肠经的循行途径。

小肠的经脉叫手太阳经，起于手小指尖端的少泽穴，沿手外侧后缘上腕过高骨，直上沿前臂后侧，行肘内侧两骨间陷中的小海穴，再上沿臑外后侧，行手阳明、少阳两经之后，出肩解处，绕过肩胛，前行于两肩之上，向前下入于缺盆，内络心脏，沿食道下膈过胃，属于小肠。它的支脉行于外者，从缺盆沿颈上颊，至目外角，回入耳中。又一支脉，从颊部别出，经目下至鼻，止于目内角，与足太阳经相接。

（十二）是动则病嗌痛，颔[1] 肿不可以顾，肩似拔[2]，臑似折[3]，是主液所生病者，耳聋，目黄，颊肿，颈、颔、肩、臑、肘、臂外后廉痛。

【词解】

1. 颔　音含，指颏下、结喉上之空软处。

2. 肩似拔　肩部似强力牵拉一样痛。

3. 臑似折　臂膀像折断似的疼痛。

【释义】

提要：本段介绍了手太阳小肠经是动所生病。

手太阳经循咽下膈，循颈上颊，入耳中，络于目内外眦，小肠经热邪壅滞或经气不利，则咽痛、颔肿、颊肿，使头不能左右顾盼，耳聋，目黄。手太阳脉循肘臑外后廉，绕肩胛，交肩上，入缺盆，循颈，故外邪侵入本经，则肩臑之痛如拔如折，颈、颔、肩、臑、肘、臂外后侧皆痛。小肠主受盛化物，泌别清浊，与水液的病变有关，所以说小肠"主液所生病者"。

（十三）膀胱足太阳之脉，起于目内眦，上额，交巅，其支者，从巅至耳上循[1]。其直者，从巅入络脑，还出别下项[2]，循肩髆[3]内，挟脊抵腰中，入循膂[4]，络肾，属膀胱。其支者，从腰中，下挟脊[5]贯臀，入腘[6]中。其支者，从髆内左右别下，贯胛[7]，挟脊内[8]，过髀枢[9]，循髀外从[10]后廉下合腘中，以下贯踹内，出外踝之后，循京骨[11]至小指外侧。

【词解与校勘】

1. 循　应据《甲乙经》卷二第一上、《脉经》卷六第十等改为"角"字。

2. 项　脑下颈后为项。

3. 肩髆　《发挥》："肩后之下为肩髆。"

4. 䯅 张介宾说："夹脊两旁之肉曰䯅。"

5. 挟脊 《太素》卷八首篇及《发挥》卷中无此二字，当删。

6. 腘 即膝后腘窝部位。

7. 腨 应据《太素》卷八首篇、《千金方》卷二十第一改为"腨"，其义同"䯅"。

8. 挟脊内 《太素》卷八首篇及《千金方》卷二十第一无此三字，当删。

9. 髀枢 股骨大转子处，相当于环跳穴的部位。

10. 从 应据《甲乙经》卷二第一上、《脉经》卷六第十等删此字。

11. 京骨 指小趾本节后大骨。

【释义】

提要：本段介绍了足太阳膀胱经的循行途径。

膀胱的经脉叫足太阳经，起于目内眦，由攒竹穴上额，交于巅顶的百会穴。它的支脉，从头顶百会穴旁行至两侧耳上角。其直行的干脉，从百会分两支向后至枕骨处，进入颅内络于脑，复出于外，分别下项会于大椎，再分别沿肩髆内下行，挟背脊两旁至腰中，进入两侧䯅肉，络于肾而属于膀胱。其支脉，从腰中直下臀，下行至腘窝的委中穴，还有一支脉，从肩髆内分左右别出，经肩胛内侧（脊旁各三寸）挟脊而下，过环跳部，沿髀外侧下行，与前入腘中之脉会合，再下贯小腿肚内，出外踝之后，沿足背外侧过京骨，至小指外侧，与足少阴经相接。

（十四）是动则病冲头痛，目似脱[1]，项如拔，脊痛，腰似折[2]，髀不可以曲，腘如结[3]，腨如裂[4]，是为踝厥[5]。是主筋所生病者，痔，疟，狂，癫疾，头囟、项痛，目黄，泪出，鼽衄，项、背、腰、尻[6]、腘、腨、脚皆痛，小指不用。

【词解】

1. 目似脱 眼球胀痛像要脱出。

2. 腰似折 腰部像折断似的剧痛。

3. 腘如结　腘窝中板滞，似有物淤结一样。

4. 踹如裂　小腿肚像撕裂样的痛。

5. 踝厥　张介宾说："足太阳脉出外踝之后，筋结于外踝也。"所以把足太阳经的一些病变称为"踝厥"。

6. 尻　音考，指尾骶部。

【释义】

提要：本段介绍了足太阳膀胱经是动所生病。

足太阳经上额交巅、络于脑，邪气客于足太阳经上冲巅顶而头痛。其脉起于目内眦，下项，故病则可见两目胀痛，项部抽痛。其脉挟脊抵腰，过髀枢，故病则脊椎痛，腰像折断样剧痛，大腿不能正常弯曲。其脉入腘贯踹，故病则可有膝中板滞如有淤结，小腿肚似裂开般疼痛。这些都是足太阳经气厥逆产生的证候，故称为"踝厥"。足太阳之正，别入肛，故气结肛门则为痔。太阳为诸阳主气，太阳气机不利，阴阳交争、虚实更作则为疟，邪入于阳则为癫狂之疾。膀胱经络于目、鼻，风热邪袭本经则可见目黄、泪出、鼻出血。颇、项、背、腰、尻、踹、脚都是足太阳经所过之处，经气不通，这些部位皆可出现疼痛，足小指活动受限。周身筋脉，惟足太阳为巨，故凡为挛、为弛、为反张、为戴眼之类的筋病，多与膀胱经有关，所以说膀胱"主筋所生病者"。

（十五）肾足少阴之脉，起于小指之下，邪[1]走足心，出于然谷[2]之下，循内踝之后，别入跟中，以上踹内，出腘内廉，上股内后廉，贯脊属肾，络膀胱。其直者，从肾上贯肝膈，入肺中，循喉咙，挟舌本。其支者，从肺出络心，注胸中。

【词解】

1. 邪　音义同"斜"字。

2. 然谷　穴名，在足内踝前大骨下陷中。

【释义】

提要：本段介绍了足少阴肾经的循行途径。

肾的经脉叫足少阴经，起于足小指下，斜走足心的涌泉穴，由足心出足内侧然谷穴之下，沿内踝后别入足跟中，上行小腿内侧，出膝内侧，再上股内后侧，穿过脊骨，属肾而络膀胱。其直行的支脉，从肾上行至肝，穿过膈膜，进入肺中，再上循喉咙，挟系舌根部。它的支脉，从肺出络于心，注于胸中与手厥阴经相接。

【按语】

据《素问·骨空论》载："冲脉者，起于气街，并少阴之经，挟脐上行至胸中而散。"《甲乙经》卷二第一上载："一本云从横骨中挟脐循腹里上行而入肺。"据此，足少阴经当有一支脉从会阴别出于前，循脐腹两侧横骨、大赫、气穴、四满、中注、肓俞等穴挟脐上行走胸，止于俞府穴。

（十六）是动则病饥不欲食，面如漆柴[1]，咳唾则有血，喝喝而喘[2]，坐而欲起，目𥉩𥉩[3] 如无所见，心如[4] 悬若饥状，气不足则善恐，心惕惕[5] 如人将捕之，是为骨厥[6]。是主肾所生病者，口热，舌干，咽肿，上气，嗌干及痛，烦心，心痛，黄疸，肠澼[7]，脊股内后廉痛，痿厥，嗜卧，足下热而痛。

【词解与校勘】

1. 面如漆柴　形容面部黑而干枯，无光泽。

2. 喝喝而喘　形容喘急气粗而有声。

3. 𥉩𥉩　音荒，目不明也，指视物昏暗。

4. 如　应据《脉经》卷六第九、《铜人》卷一等删此字。

5. 惕惕　恐惧不安之貌。

6. 骨厥　肾主骨，肾精充则骨骼坚。以上病证由肾气逆乱所致，因而称为"骨厥"。

7. 肠澼　澼，音僻。丹波元简说："肠澼二字，素灵中凡十见，多指赤白滞痢而言。"

第三章　经络

【释义】

提要：本段介绍了足少阴肾经是动所生病。

肾藏精而恶燥，肾精亏耗则虚火上炎，致胃中虚热，故心悬如饥状而不欲饮食，黑为肾水之色，肾病故面晦暗如漆柴。虚水上灼肺金则咳唾带血，喘急有声。虚火扰心，则躁动不安，坐而欲起。肾精不能上注以养瞳神，则目昏暗而视物不清。肾在志为恐，肾气不足则恐惧，像要被捕捉一样。肾主骨，肾气失常而为以上诸证，故称为"骨厥"。足少阴之脉从肺出络心，循喉咙，系舌本，肾亏津乏，故烦心、心痛，口热舌干，咽嗌肿痛。湿热蒸于肌肤则为黄疸，湿热滞于肠道则为肠澼。肾精不足，骨髓失养，故骨骼痿弱无力而喜卧。足少阴之脉，斜走足心，别入跟中，上股内后廉，贯脊，肾经气滞不利则见脊股内后侧痛，足下热痛。以上这些也是肾脏所主的病证。

（十七）心主手厥阴心包络之脉，起于胸中，出属心包络，下膈，历[1]络三焦。其支者，循胸出胁，下腋三寸，上抵腋下，循臑内行太阴少阴之间，入肘中，下臂行两筋之间，入掌中，循中指出其端。其支者，别掌中，循小指次指出其端。

【词解】

1. 历　顺次而行的意思。

【释义】

提要：本段介绍了手厥阴心包经的循行途径。

心主的经脉叫手厥阴经，起于胸中，属于心包络，下过膈膜，依次络于上、中、下三焦。其支脉，由胸出胁，在腋下三寸处上行抵腋下的天泉穴，沿上臂内侧，行手太阴肺和手少阴心经之间，入于肘窝中，下行前臂掌侧两筋之间，入掌内，沿中指直达指尖。又一支脉，从掌中分出沿无名指直达指尖，与手少阳经相接。

（十八）是动则病手心热，臂肘挛急，腋肿，甚则胸胁支满[1]，心中憺憺大动[2]，面赤，目黄，喜笑不休，是主脉所生病者，烦心，心痛，掌中热。

【词解与校勘】

1. 胸胁支满　胸腔胁肋间感觉支撑胀满。

2. 憺憺大动　憺，应据《脉经》卷六第三、《太素》卷八首篇等改为"澹"，音淡，水摇也。澹澹大动，指动甚不宁貌。

【释义】

提要：本段介绍了手厥阴心包经是动所生病。

手厥阴之脉循胸出胁，抵腋，入肘下臂，入掌中，若本经发生病变，则可出现胸胁胀满不舒，腋肿，臂肘挛急，（手心掌中）热。心包代心受邪，而心藏神，邪气客于心包，则心动悸不宁。赤为心之色，面为心之华，火升则面赤。目为心使，湿热内郁于心也可见目黄。心气有余则笑不休，热邪扰心则心烦，心包气血阻滞则心痛。心主血脉，而心包代心行令，所以说心包亦"主脉所生病者"。

（十九）三焦手少阳之脉，起于小指次指之端，上出两指之间，循手表腕，出臂外两骨之间，上贯肘，循臑外上肩，而交出足少阳之后，入缺盆，布膻中[1]，散落[2]心包，下膈，循[3]属三焦。其支者，从膻中上出缺盆，上项，系[4]耳后，直上出耳上角，以屈下颊[5]至𬌗。其支者，从耳后入耳中，出走耳前，过客主人前，交颊，至目锐眦。

【词解与校勘】

1. 膻中　此处指胸中。

2. 落　当据《甲乙经》卷二第一上、《脉经》卷六第十一等改为"络"字。

3. 循　当据《甲乙经》卷二第一上、《脉经》卷六第十一等改为"遍"字。

4. 系　《甲乙经》卷二第一上、《脉经》卷六第十一等作"侠"，"挟"字，今从之。

5. 颊　《甲乙经》卷二第一上、《脉经》卷六第十一等作"额"字，今从之。

【释义】

提要：本段介绍了手少阳三焦经的循行途径。

三焦的经脉叫手少阳经，起于无名指尖端，上出小指和无名指之间，沿手腕背面，出前臂外侧两骨中间，上过肘，沿臑外侧上肩，穿出足少阳胆经的后面，向前行入缺盆，下布胸中，散络心包，过膈膜，依次属于上中下三焦。它的支脉从胸中上行出缺盆，上走项，沿耳后，直上至耳上角，再下行经额至目眶下。又一支脉，从耳后翳风穴入耳中，回出至耳前，过足少阳胆经的上关穴前，交颊部，至目外角与足少阳经相接。

（二十）是动则病耳聋，浑浑焞焞[1]，嗌肿，喉痹，是主气所生病者，汗出，目锐眦痛，颊痛，耳舌、肩、臑、肘、臂外皆痛，小指次指不用。

【词解】

1. 浑浑焞焞　焞，音屯，无光照也。浑浑焞焞，是听觉模糊的形容词。

【释义】

提要：本段介绍了手少阳三焦经是动所生病。

手少阳之脉上项，从耳后入耳中，交颊，至目锐眦，若邪客少阳经，经气壅滞不行，则耳聋，听觉模糊，咽喉肿痛，目锐眦痛，颊痛。少阳为枢，病则开阖失常，故汗出。耳后、肩、臑、肘、臂外侧及小指次指皆本经经脉所过之处，三焦经气不利，故为痛或不用。三焦为"中渎之府，水道出焉"，而水行必由于气化，所以说三焦"主气所生病者"。

（二十一）胆足少阳之脉，起于目锐眦，上抵头角[1]，下耳后，循颈，行手少阳之前，至肩上，却交出手少阳之后，入缺盆。其支者，从耳后，入耳中，出走耳前，至目锐眦后。其支者，别锐眦，下大迎，合于[2]手少阳抵于頔，下加颊车，下颈，合缺盆，以下胸中，贯膈，络肝属胆，循胁里，出气街，绕毛际，横入髀厌中[3]。其直者，从缺盆下腋，循胸过季胁[4]，下合髀厌中，以下循髀阳[5]，出膝外廉，下外辅骨[6]之前，直下抵绝骨[7]之端，下出外踝之前，循足跗上，入小指次指之间。其支者，别跗上，入大指之间，循大指歧骨[8]内出其端，还贯爪甲，出三毛[9]。

【词解与校勘】

1. 头角　指前额外上方，发际处。
2. 于　当据《甲乙经》卷二第一上、《脉经》卷六第二等删此字。
3. 髀厌中　即髀枢的环跳穴。
4. 季胁　腋下为胁，胁下第十一肋骨处为季胁。
5. 髀阳　指大腿的外侧部分。
6. 辅骨　《发挥》指出："骬外为辅骨。"此处指腓骨而言。
7. 绝骨　指腓骨下端近外踝的部位。
8. 歧骨　足大指和次指本节后骨缝为歧骨。
9. 三毛　足大指爪甲后为三毛。

【释义】

提要：本段介绍了足少阳胆经的循行途径。

胆的经脉叫足少阳经，起于目外角的瞳子髎穴，经过耳前听会、上关两穴，上抵头角，下行耳后，沿颈项行手少阳经的前面，下至肩上，过肩井穴，又穿出手少阳经的后面，而入于缺盆。它的支脉，从耳后分出，入于耳中，还出耳前，至目外角后瞳子髎处。又一支脉，从目外角后下走大迎，折行抵目眶下，与手少阳经会合，再折向后下方过颊车，下颈，沿本经的前面，与前支相合于缺盆。由缺盆下走胸中，穿过膈膜，络肝属胆，再沿胁里下行出足阳明的气街穴，环绕前阴上方的毛际，横入髀枢中的环跳穴，其直下而行于外者，从缺盆下走腋，沿胸过季胁，循京门、带脉等穴下行，与前支会合于环跳穴，再下沿股骨外侧出膝外侧腓骨的前面，直下抵绝骨之端，下出外踝的前面，沿足背入足小指次指至窍阴穴。其支脉，又从足背上别行入足大指，沿足大指与次指之间的骨缝至大指尖端，再回经爪甲后三毛处，与足厥阴经相接。

【按语】

滑寿说："此经头部，自瞳子髎至风池，凡二十穴，作三折向外而行。沿瞳子髎至完骨，是一折；又自完骨外折，上至阳白，会睛明，是一折；又自睛明上行，循临泣、风池，是一折。"此说可供参考。

（二十二）是动则病口苦，善太息[1]，心胁病，不能转侧，甚则面微有尘[2]，体无膏泽，足外反热，是为阳厥。是主骨所生病者，头痛[3]、颔痛，目锐眦痛，缺盆中肿痛，腋下肿，马刀、侠瘿[4]，汗出、振寒，疟，胸、胁、肋、髀、膝外至胫绝骨外踝前及诸节皆痛，小指次指不用。

【词解与校勘】

1. 善太息　经常叹气。

2. 面微有尘　指面少光泽，似有尘垢复盖之状。

3. 痛　《太素》卷八首篇、《发挥》卷中改为"角"字，今从之。

4. 马刀、侠瘿　瘰疬在腋下者叫"马刀"，在颈项者叫"侠瘿"。

【释义】

提要：本段介绍了足少阳胆经是动所生病。

胆盛精汁而其气苦，胆气上逆则口苦。肝胆属木而喜条达，若胆气郁结不舒则喜太息。足少阳经下胸中，循胁里，若经气受阻则心胁痛而不能转侧。其脉布于面颊，若少阳气郁则气、津不能敷荣于上，故面失光泽，似有尘垢，体肤枯槁不润。胆经出外踝之前，行足跗上，若本经有热，则足背反热。以上皆足少阳经气逆乱所致，因而称为"阳厥"。

由于胆经起于目锐眦，下颈，合缺盆，下腋，故胆经风热郁盛，则头角、颔痛，目锐眦痛，缺盆中肿痛，腋下肿。胆火灼津成痰，痰火阻滞少阳经络，结于颈腋，则为"马刀、侠瘿"。少阳居半表半里，阳出于表则汗出，阳入于里则振寒，寒热更作则为疟。胸、胁、肋、髀、膝外侧至胫、绝骨、外踝之前，都是足少阳脉所过之处，故经气不利皆可出现疼痛。足少阳脉入小指次指，故本经病则小指次指不能活动。因为胆藏精，精生髓养骨，所以说胆"主骨所生病者"。

（二十三）肝足厥阴之脉，起于大指丛毛之际[1]，上循足跗上廉，去内踝一寸，上踝八寸交出太阴之后，上腘内廉，循股阴，入毛中，过[2]阴器，抵小腹，挟胃，属肝，络胆，上贯膈，布胁肋，循喉咙之后，上入颃颡，连目系，上出额，与督脉会于巅。其支者，从目系入颊里，环唇内。其支者，复从肝，别贯膈，上注肺。

【词解与校勘】

1. 丛毛之际　指爪甲横纹后丛毛处之大敦穴，丛毛即上段"三毛"。

2. 过　应据《甲乙经》卷二第一、《脉经》卷六第一等改为"环"字。

【释义】

提要：本段介绍了足厥阴肝经的循行途径。

肝的经脉叫足厥阴经，起于足大指丛毛处的大敦穴，向上沿足背的行间、太冲两穴，经内踝前一寸的中封穴上行，至内踝上八寸处，交行足太阴经之后，再上走腘窝内侧，沿着股内侧上入阴毛中，左右相交，环绕阴器，上入小腹，会于任脉的中极、关元穴，循章门穴至期门处，挟胃属肝，下至足少阳经日月穴处络胆。再自期门上贯膈膜，散布胁肋，其内行而上者，自胁肋间上行足阳明经人迎穴外侧，沿喉咙后方，经腭之上窍上行，连于目系，出于额，与督脉上会于巅顶的百会穴。它的支脉，从目系下走颊内，环绕唇内。又一支脉，复从肝，穿膈膜，上注于肺中，与手太阴经相接。

（二十四）是动则病腰痛，不可以俯仰，丈夫㿉疝[1]，妇人少腹肿，甚则嗌干，面尘，脱色，是[2]肝所生病者，胸满，呕逆，飧泄，狐疝[3]，遗溺，闭癃[4]。

【词解与校勘】

1. 㿉疝 㿉，音颓。阴囊肿大叫㿉疝，是疝气的一种。

2. 是 此字后当据《甲乙经》卷二第一上、《脉经》卷六第一等补"主"字。

3. 狐疝 属疝气的一种，其特征是立则出腹入囊，卧则从囊入腹，如狐之出入无常。

4. 闭癃 即小便不通。

【释义】

提要：本段介绍了足厥阴肝经是动所生病。

肝主一身之筋膜，腰脊为大筋聚会之处，故肝病可见腰脊掣痛，病甚则不可俯仰。足厥阴之脉环绕阴器，抵小腹，肝经邪滞，在男子则见阴囊肿大，痛引睾丸，在妇人则为少腹肿之类的疾病。其脉循喉咙上额，下颊环唇，故肝气郁滞，津血不能上荣，则咽喉干燥，面部晦滞，没有血色。肝脉上贯膈，布胁肋，注肺，挟胃，故肝气郁结则为胸满，肝气犯胃，则为呕逆，肝木克伐脾土，则为飧泄。肝主疏泄，其脉绕络前阴，入小腹，故邪气结滞，则为癃闭、狐疝，正气不足则为遗溺。以上是肝脏所主的病证。

（二十五）《灵枢·逆顺肥瘦》：黄帝曰：脉行之逆顺奈何？岐伯曰：手之三阴，从脏走手；手之三阳，从手走头；足之三阳，从头走足；足之三阴，从足走腹。

【释义】

提要：本段概括了十二经脉循行的基本规律。

手的三阴经从胸中内脏发出，沿臑臂内侧走向手指；手的三阳经起于手指，沿臂臑外侧，上走头面部；足的三阳经起于头面部，经躯干走向足趾；足的三阴经起于足趾，沿两腿内侧上入腹部内脏。明确十二经脉的循行规律，对临床辨证和针灸治疗有重要的指导意义。

二、冲、任、督脉

（二十六）《素问·骨空论》：冲脉者，起于气街，并少阴之经，挟脐上行，至胸中而散。

【释义】

提要：本段阐述冲脉前行之脉的循行途径。

冲脉和督脉、任脉皆起于胞宫，冲脉其浮浅而外行的前行经脉，出会阴部，过阴器，而出于足阳明胃经的气街穴，横行至腹部正中线旁开五分，与足少阴肾经并行，经肾经的横骨穴至中注穴，而折至任脉的阴交穴，再折回肾经的肓俞穴，挟脐上行，经肾经的商曲至幽门，布散于胸中。

（二十七）《灵枢·逆顺肥瘦》：夫冲脉者，五脏六腑之海也，五脏六腑皆禀焉。其上者出于颃颡，渗诸阳，灌诸精；其下者注少阴之大络[1]，出于气街，循阴股内廉入腘中，伏行骭骨内，下至内踝之后属而别；其下者并于少阴之经，渗三阴；其前者，伏行出跗属[2]，下循跗，入大趾间，渗诸络而温肌肉。

【词解】

1. 少阴之大络　即足少阴肾经的大钟络脉。
2. 跗属　指足背相连属的踝关节。

【释义】

提要：本段叙述了冲脉的上行经脉及下行经脉的循行路线，并说明了冲脉的生理功能。

冲脉上行循咽喉、颃颡而络口唇四周。其下行的经脉，由足阳明胃经的气街穴下行，与足少阴肾经相合，沿下肢内侧后缘，过股，下胫，与肾经的大钟络脉相联，然后循跟骨上缘，向前伏行足跗，下入足大趾。冲脉与足阳明胃经和足少阴肾经密切相连，而肾为先天之本，为五脏六腑元气之所系，胃为后天之本，为谷气之源，因此，冲脉就涵蓄了人身先天与后天的精气。所以经气上行于头则能渗于诸阳，下行经脉在三阴交与足厥阴肝经、足太阴脾经相会，其经气可以渗于诸阴而温养肌肉，故冲脉有"十二经之海"及"血海"之称。由于冲脉蓄溢十二经脉之气血，不断充养五脏六腑，所以说是"五脏六腑之海也，五脏六腑皆禀焉"。

（二十八）《灵枢·五音五味》：冲脉任脉皆起于胞[1]中，上循背里，为经脉之海。其浮而外者，循腹右[2]上行，会于咽喉，别而络唇口。

【词解与校勘】

1. 胞　指女子胞，亦称胞宫。

2. 右　《甲乙经》卷二第二及《太素》卷十《任脉》等无此字，当删去。

【释义】

提要：本段进一步阐明冲脉与胞宫的关系及其上行经脉与后行经脉的循行途径。

督脉、任脉、冲脉三条经脉都起于胞中。冲脉后行的经脉，过会阴，绕后阴，向上并足太阳经行于背部之内，出于大杼穴。其前行的经脉，从小腹并足少阴肾经布散胸中后，循于喉咙，络于口唇的周围。由于冲脉与十二经脉及任督二脉相通，故称为经脉之海。

（二十九）《灵枢·海论》：冲脉者，为十二经之海，其俞上在于大杼，下出于巨虚之上下廉。

【释义】

提要：本段指出了冲脉的上、下俞穴。

冲脉过会阴，绕肛门，并足太阳膀胱经上行而出于大杼穴；下行者出气街，并足阳明胃经而行，出于上巨虚、下巨虚穴。所以足太阳膀胱经的大杼，足阳明胃经的上、下巨虚，对冲脉的病变，有一定的治疗意义。

【按语】

据以上四段所述，冲脉起于胞中，从会阴而分出前、后、下共四支。

其前行的经脉，过阴器，出于足阳明胃经的气街穴，横行至腹部正中线旁开五分，并足少阴肾经上行，经足少阴肾经的横骨、大赫、气穴、四满、中注而折至任脉的阴交穴，再折回足少阴肾经的肓俞穴挟脐上行，经肾经的商曲、石关、阴都、通谷、幽门而布散于胸中，循咽喉颃颡，环络口唇四周。

其后行的经脉，绕肛门，并膀胱经上行而出于大杼穴。

其下行的经脉，由气街穴下行，与足少阴肾经相合，沿下肢内侧后缘，过股，下胫，循跟骨上缘，下入足大指；另一支，从气街穴别出，沿股外前廉，过膝，下出于足阳明胃经的巨虚上、下廉。

（三十）《素问·骨空论》：任脉者，起于中极以下，以上毛际，循腹里，上关元，至咽喉，上颐，循面入目。

【释义】

提要：本段概述了任脉的循行部位。

任脉起于小腹部中极下的胞宫，出于会阴穴处，前行直上毛际，过关元穴，沿腹部正中线上行，至咽喉，上颐，循承浆穴入下龈，绕口交于督脉的龈交穴，再分两行向上，循面，至两目下，与足阳明胃经会于承泣穴。

（三十一）督脉者，起于少腹以下骨中央[1]，女子入系廷孔[2]，其孔，溺孔之端也[3]，其络循阴器[4]，合篡[5]间，绕篡后，别绕臀，至少阴与巨阳中络者[6]，合少阴上股内后廉，贯脊属肾。与太阳起于目内眦，上额交巅上，入络脑，还出别下项，循肩髆内，侠脊抵腰中，入循膂络肾。其男子循茎[7]下至篡，与女子等。其少腹直上者，贯脐中央，上贯心，入喉上颐，环唇，上系两目之下中央。

【词解】

1. 骨中央　指骨盆中央的胞宫。

2. 廷孔　即产门。

3. 其孔，溺孔之端也　其孔，指"廷孔"。溺孔，即尿道口。此七字似为古注语，而非《素问》原文。

4. 阴器　指外生殖器。

5. 篡　形近而误，当作"篡"，指前后阴之间的会阴部位，下"篡"字同。

6. 少阴与巨阳中络者　少阴，指足少阴肾经。巨阳，指足太阳膀胱经。少阴与巨阳中络者，指足少阴肾经的别络，即从足根部肾经的大钟穴别出而行于足跟外侧与膀胱经相联络的一条络脉。

7. 茎　指阴茎。

注：依据读法和经脉循行的规律，本段文字疑有错简，现作调整、补充如下：

督脉者，起于少腹以下骨中央，女子入系廷孔，出篡，循脊上行，抵头额，下鼻，过人中，入上齿中，环唇交承浆。其少腹直上者，贯脐中央，上贯心，入喉上颐，环唇，上系两目之下中央，与太阳起于目内眦，上额交巅上；入络脑，还出别下项，循肩髆内，挟脊抵腰中，入循臂络肾。其络循阴器，合纂间，绕纂后，别绕臀，至少阴与巨阳中络者，合少阴上股内后廉，贯脊属肾。其男子循茎下至纂，与女子等。

【释义】

提要：本段叙述了督脉的循行部位。

督脉属阳，总统一身的阳经，起于胞中，在女子入系廷孔，出会阴，沿脊正中线从长强至身柱，而分行至足太阳膀胱经的风门穴，再回到本经的陶道，直上至脑户穴入里络脑，外出经强间、后顶，上于巅顶的百会穴，至神庭，过额下至鼻柱，经鼻头素髎穴下水沟，过兑端，入里至上齿龈交穴，环唇，下至唇下承浆穴与任脉交会。其少腹直上的经脉，从会阴前行，沿腹部和胸部正中线，至结喉上的廉泉穴，再上于承浆穴，入里环绕口唇，合于本经的龈交穴，分而上行至两目内眦的睛明穴，并行上额，经曲差、通天等左右交会于巅顶百会穴，分而经过络却、玉枕交于脑户而入里络脑，再从脑户穴还出，别而下项至天柱，下行交会于大椎、陶道，折向肩胛内侧去脊旁开一寸五分的大杼穴，直下第十四椎旁一寸五分的肾俞穴处入里络肾。其络脉则循前阴而合于会阴，绕会阴后，分别环绕臀部，再循股后方直下，过腘中而达于足跟部的少阴与巨阳中络者，折向内侧合足少阴肾经上股内后廉再至尾闾，左右相交于长强穴，贯脊上行，至第十四椎的命门穴处，左右分开去脊一寸五分的肾俞穴处入里属肾。在男子，其脉亦起于横骨中央，循阴茎下至会阴部，其后的循行与女子等同。

三、十五别络

（三十二）《灵枢·经脉》：手太阴之别[1]，名曰列缺，起于腕上分间[2]，并太阴之经直入掌中，散入于鱼际。其病实则手锐[3]掌热，虚则欠㰦[4]，小便遗数，取之去腕半寸[5]，别走阳明也。

【词解与校勘】

1. 别　马莳说："夫不曰络而曰别者，以此穴由本经而别走邻经也。"

2. 分间　指分肉之间。

3. 手锐　当据《甲乙经》卷二第一下在"锐"字后补"骨"字。锐骨，即掌后高骨。

4. 欠㰦　㰦，音祛。欠㰦即张口呵欠。

5. 半寸　当据《脉经》卷六第七、《太素》卷九《十五络脉》等改为"一寸半"三字。

【释义】

提要：从本段起以下十五条原文，分别概述了十五络脉的名称、循行部位、病证及治疗。

手太阴经的别行络脉，名叫列缺，起于腕上分肉之间，和手太阴本经并行，直入掌内，散入鱼际。如果是邪热有余的实证，则手掌、锐骨部发热；如果是肺气不足的虚证，则张口呵欠，小便失禁，或次数增多。治疗此类病证，宜取去腕横纹寸半的列缺穴，这是手太阴经别走手阳明经的络脉。

（三十三）手少阴之别，名曰通里，去腕一寸半[1]，别而上行，循经入于心中，系舌本，属目系。其实则支膈，虚则不能言，取之掌[2]后一寸，别走太阳也。

【校勘】

1. 半　应据《太素》卷九《十五络脉》及《千金》卷十三第一等删。

2. 掌　应据《甲乙经》卷二第一下及《太素》卷九《十五络脉》改为"腕"。

【释义】

提要：见上文。

手少阴经的别行络脉，名曰通里，在腕上一寸处，别而上行，沿着本经入于本脏——心中，再上行联系舌根，络属目系。如果是实证，因心经从心系下膈，故觉胸膈间支撑不舒，如果心气不足，因本经别络上挟咽，系舌本，故不能言语。治疗此类病证，宜取腕后一寸的通里穴，这是手少阴经别走手太阳经的络脉。

（三十四）手心主之别，名曰内关，去腕二寸，出于两筋之间[1]，循经以上，系于心包络。心系实则心痛，虚则为头强[2]，取之两筋间也。

【校勘】

1. 之间　此后应据《太素》卷九《十五络脉》杨注引《明堂》文补"别走少阳"四字。

2. 头强　应据《甲乙经》卷二第一下、《脉经》卷六第三等改为"烦心"。

【释义】

提要：见上文。

手厥阴经的别行络脉，名叫内关，在腕上两寸处，由两筋中间别出，沿本经经脉上行，系于心包络。如果发生包络气血阻滞的实证则心痛；阴血不足，虚火内扰则烦心。治疗此类病证，宜取两筋之间的内关穴。

（三十五）手太阳之别，名曰支正，上腕五寸，内注少阴，其别者，上走肘，络肩髃，实则节弛肘废，虚则生肬[1]，小者如指痂疥，取之所别也。

【词解】

1. 肬　音尤，与疣通，即赘瘤。

【释义】

提要：见上文。

手太阳经的别行络脉，名叫支正，在腕上五寸处，内注于手少阴经；其别行的，上走肘部，络于手阳明经的肩髃穴处。由于本经络脉走肘络肩，所以脉络壅滞的实证则肩肘关节活动障碍，虚证则血气不行而生疣，小者如指间痂皮、疥疮。治疗此类病证，取本经络脉的支正穴。

（三十六）手阳明之别，名曰偏历，去腕三寸，别入太阴；其别者上循臂，乘肩髃，上曲颊偏齿；其别者，入耳合于宗脉[1]。实则龋、聋，虚则齿寒痹隔，取之所别也。

【词解】

1. 宗脉　张介宾说："宗脉者，脉聚于耳目之间者也。"

【释义】

提要：见上文。

手阳明经脉的别行络脉，名叫偏历，在去腕三寸处，别走而入于手太阴肺经；其别出的络脉，沿臂上行，过肩髃穴，上行到曲颊部，偏络于齿，其别行的支络，入于耳中，会合于宗脉。如果络脉热邪壅滞，则为龋齿、耳聋；虚则阳气不能外达，络脉痹闭不通而为齿寒。治疗时，宜取本经络脉的偏历穴。

（三十七）手少阳之别，名曰外关，去腕二寸，外绕臂，注胸中，合心主。病实则肘挛，虚则不收，取之所别也。

【释义】

提要：见上文。

手少阳经的别行络脉，名叫外关，去腕二寸处别出，上行绕过臂部，入注胸中，与手厥阴经相合。如果是邪气阻络的实证，则肘部拘挛不利；正气不足的虚证，则臂肘纵缓不收。治疗时，宜取本经络脉的外关穴。

（三十八）足太阳之别，名曰飞扬，去踝七寸，别走少阴。实则鼽窒，头背痛，虚则鼽衄，取之所别也。

【释义】

提要：见上文。

足太阳经的别行络脉，名叫飞扬，在外踝上七寸处别出，而入于足少阴经。本经起于鼻頞行于头背，所以邪气阻滞的实证，则鼻塞不通，头和背部疼痛；正气不足的虚证，可见鼻出血。治疗时，宜取本经络脉的飞扬穴。

（三十九）足少阳之别，名曰光明，去踝五寸，别走厥阴，下络足跗。实则厥，虚则痿躄[1]，坐不能起，取之所别也。

【词解】

1. 躄 音辟，足不能行也。

【释义】

提要：见上文。

足少阳经的别行络脉，名叫光明，从外踝上五寸处，别走足厥阴经，向下络于足背。实则少阳经气逆于上为厥；虚则筋弱足软不能行走，坐而不能起立。治疗时，宜取本经络脉的光明穴。

（四十）足阳明之别，名曰丰隆，去踝八寸，别走太阴；其别者循胫骨外廉，上络头项，合诸经之气，下络喉嗌。其病气逆则喉痹瘁[1] 暗，实则狂癫，虚则足不收，胫枯，取之所别也。

【校勘】

1. 瘁 应据《太素》卷九《十五络脉》改为"卒"字。

【释义】

提要：见上文。

足阳明经的别行络脉，名叫丰隆，在外踝上八寸处，别行于足太阴经；其别行的络脉，沿胫骨外缘，上络于头项部，与该处其他各经经气相会合，向下络于咽喉。如果本别络之气上逆则为喉痹，突然失音；阳邪上扰心神则为癫狂；正气虚则为足弛缓而不收，胫部肌肉枯瘦。治疗时，宜取本经络脉的丰隆穴。

（四十一）足太阴之别，名曰公孙，去本节之后一寸，别走阳明；其别者，入络肠胃。厥气上逆则霍乱，实则肠中切痛，虚则鼓胀，取之所别也。

【释义】

提要：见上文。

足太阴经的别行络脉，名叫公孙，在足大趾本节后一寸处，别行于足阳明经；其别行的络脉上行入腹，络于肠胃。如果本络脉之气上逆，则为吐泻交作、挥霍撩乱的霍乱病；邪阻气机则肠中急切而痛；正虚不运则腹胀如鼓。治疗时，宜取本经络脉的公孙穴。

（四十二）足少阴之别，名曰大钟，当踝后，绕跟，别走太阳；其别者，并经上走于心包，下外[1]贯腰脊。其病气逆则烦闷，实则闭癃，虚则腰痛，取之所别者[2]也。

【校勘】

1. 外　《脉经》卷六第九、《太素》卷九《十五络脉》等均无此字，当删之。

2. 者　前后各条均无此字，当删。

【释义】

提要：见上文。

足少阴经脉的别行络脉，名叫大钟，在内踝后绕足跟别走足太阳经。其别行的络脉，并肾经上行于心包，再下行贯穿腰脊。本别络之气逆于上，则为心烦胸闷；邪气滞于下则二便不通；气虚则腰脊失养而痠疼。治疗时，宜取本经络脉的大钟穴。

（四十三）足厥阴之别，名曰蠡沟，去内踝五寸，别走少阳；其别者，径[1]胫上睾，结于茎。其病气逆则睾肿卒疝，实则挺长，虚则暴痒，取之所别也。

【校勘】

1. 径 应据《甲乙经》卷二第一下、《脉经》卷六第一等改为"循"字。

【释义】

提要：见上文。

足厥阴经的别行络脉，名叫蠡沟，在内踝上五寸处别出，走向足少阳经；其别行的络脉，循胫股上行于睾丸部，终结于阴茎，如果本别络之气上逆则睾丸肿大而成为疝气；邪实则阳强而阴茎直挺，血虚则生风而剧痒。治疗时，宜取本经络脉的蠡沟穴。

（四十四）任脉之别，名曰尾翳[1]，下鸠尾，散于腹。实则腹皮痛，虚则痒搔，取之所别也。

【词解】

1. 尾翳 又名鸠尾，在胸前蔽骨下五分。

【释义】

提要：见上文。

任脉的别行络脉，名叫尾翳，由鸠尾骨尖下别出，散于腹部。本别络之气受阻则腹部肌表疼痛；血络亏虚则生风为皮肤瘙痒，治疗时，宜取本经络脉的鸠尾穴。

（四十五）督脉之别，名曰长强，挟膂，上项，散头上，

第三章 经络

下当肩胛左右，别走太阳，入贯膂。实则脊强，虚则头重高摇之，挟脊之有过者，取之所别也。

【释义】

提要：见上文。

督脉的别行络脉，名叫长强，从尾骶骨端下别出挟脊柱两侧的肌肉，上行于项，其中一支散布于头上，一支折回下循两侧肩胛内缘，别走足太阳经，进入脊膂。如果本别络邪气壅滞则脊柱强直不舒，络脉气虚则头部沉重，摇晃不定，这些都是本经挟脊的络脉有病而引起的证候，治疗时，宜取本经络脉的长强穴。

（四十六）脾之大络，名曰大包，出渊腋[1]下三寸，布胸胁。实则身尽痛，虚则百节尽[2]皆纵，此脉若罗络之血者，皆取之脾之大络脉也。

【词解与校勘】

1. 渊腋　穴名，在腋下三寸，属足少阳胆经。

2. 尽　《甲乙经》卷二第一及《太素》卷九《十五络脉》均无，疑是后人沾注，当删。

【释义】

提要：见上文。

足太阴脾经的大络脉，名叫大包，出于渊腋穴下三寸处，散布于胸胁部。由于这条络脉像网罗一样回绕前后胁肋，统摄诸脉的血，所以邪气滞于络则周身尽痛；络脉气虚则骨节皆纵缓不能收持。以上证候，可以取脾的大络脉的大包穴治疗。

四、营卫运行

（四十七）《灵枢·营气》：营气之道，内[1]谷为宝。谷入于胃，乃传之肺，流溢于中，布散于外，精专者，行于经隧，常营无已，终而复始，是谓天地之纪。故气从太阴出注手阳明，上行²注足阳明，下行至跗上，注大指间，与太阴合，上行抵髀³，从脾注心中，循手少阴、出腋、下臂，注小指，合手太阳，上行乘腋，出颇内，注目内眦，上巅下项，合足太阳，循脊、下尻，下行注小指之端，循足心注足少阴，上行注肾，从肾注心，外散于胸中，循心主脉出腋，下臂，出两筋之间，入掌中，出中指之端，还注小指次指之端，合手少阳．上行注膻中，散于三焦，从三焦注胆，出胁，注足少阳，下行至跗上，复从跗注大指间，合足厥阴，上行至肝，从肝上注肺，上循喉咙，入颃颡之窍，究⁴于畜门⁵。其支别者，上额，循巅，下项中，循脊，入骶⁶，是督脉也。络阴器，上过毛中，入脐中，上循腹里，入缺盆，下注肺中，复出太阴。此营气之所行也，逆顺之常也。

【词解与校勘】

1. 内　通"纳"字。

2. 上行　此后应据《甲乙经》卷一第十及《太素》卷十二首篇补"至面"二字。

3. 髀　应据《甲乙经》卷一第十及《太素》卷十二首篇改为"脾"字。

4. 究　尽也。此处作"终"字解。

5. 畜门　丹波元简说："畜门者，鼻孔中通于脑之门户。畜，嗅同"。

6. 骶　自十八椎以下至尾闾的部分。

【释义】

提要：本段简述了营气沿十四经循环流注的规律。

营气来源于水谷化生的精微。水谷受纳于胃，在脾胃作用下，化生精气上注于肺，流注于内以营养脏腑，布散于外以灌溉四肢百骸。其中精专之气，行于经脉中，运行不息，终而复始，周流于十四经以应天地阴阳的变化。具体地说，营气的运行，从手太阴经脉发出，贯注于手阳明经脉，上行于面，转注足阳明经脉，循经下达足背，至足大趾，与足太阴经脉会合，经胫上行到脾，从脾上注心中，沿手少阴经脉，出腋下，行于臑臂内后缘，至手小指，会合手太阳经脉，上行过腋窝上方，上出眼眶下，注于眼内角，交足太阳经脉，再上行头顶中央，下项，沿脊柱两侧下行至尾闾，再下行注于足小趾尖，斜入足心，注于足少阴经脉，上行注于肾，从肾上注心，向外布散于胸中，沿手厥阴经出腋窝，下臂，沿臂内侧中线，行腕后两筋之间，入掌中，出中指尖，回出注无名指尖，合手少阳经脉，然后上行两乳之间，膈膜之上，散注于三焦，其支脉上行至眼外角与足少阳经相交，下颈贯膈出胁肋，下行至足背，复从足背注足大趾，合足厥阴经脉，上行至肝脏，从肝脏上注于肺脏，再沿喉咙，入腭之上窍，终止于畜门。另一分支，上额至头顶，下项后中线，沿脊柱入尾骶，这就是督脉，再由此环绕前阴，上过阴毛，入脐内，上行腹里，上入缺盆，折下注入肺脏，复出手太阴经脉。这就是营气在人体内所运行的正常途经。

（四十八）《灵枢·卫气行》：阳主昼，阴主夜，故卫气之行，一日一夜五十周于身，昼日行于阳二十五周，夜行于阴二十五周，周于五岁[1]。是故平旦阴[2]尽，阳气出于目，目张则气上行于头，循项下足太阳，循背下至小指之端；其散者[3]，别于目锐眦，下手太阳，下至手小指之间[4]外侧。其散者，别于目锐眦，下足少阳，注小指次指之间；以上循手少阳之分侧[5]，下至小指[6]之间。别者以上至耳前，合于颔脉，注足阳明，以下行至跗上，入五指[7]之间；其散者，从耳下下手阳明，入大指[8]之间，入掌中。其至于足也，入足心，出内踝下，行阴分，复合于目，故为一周。

其始入于阴，常从足少阴注于肾，肾注于心，心注于肺，肺注于肝，肝注于脾，脾复注于肾为周。

【词解与校勘】

1. 岁　应据《甲乙经》卷一第九及《太素》卷十二《卫五十周》改为"脏"字。

2. 阴　此后应据《甲乙经》卷一第九及《太素》卷十二《卫五十周》补"气"字。

3. 其散者　张介宾说："散行者也，卫气之行，不循经相传。"

4. 间　应据《太素》卷十二《卫五十周》改为"端"字。

5. 侧　《太素》卷十二《卫五十周》无此字，当删之。

6. 小指　此后应据《太素》卷十二《卫五十周》补"次指"二字。

7. 五指　马莳说："五指当为次指，入次指之间厉兑穴。"

8. 大指　张介宾说："大指下当有次指二字，谓商阳穴也。"

【释义】

提要：本段论述了卫气昼行于阳、夜行于阴的运行规律。

白天属阳，夜晚属阴。卫气的运行，白天行于阳二十五周次，夜晚行于阴二十五周次，周行于五脏。其具体运行的途经：天明时，阴气已尽，阳气从眼睛开始运行，继而上行于头部，沿项下循足太阳经脉，循背部下行至足小趾之端的至阴穴；其散行的分支，从眼外角瞳子髎处，下行于手太阳经脉，下行于手小指外侧；其散行于少阳部分的，别于眼外角，一行于足少阳经脉，注于足小指次指之间的窍阴穴，一行于手少阳经脉，下至手小指次指之间的关冲穴；其从少阳别出的部分，上行至耳的前方，合于足阳明之颔脉人迎穴处，注于足阳明经脉以下行，到足背上，入足第二趾厉兑穴处；其散行的，从耳部下方下行于手阳明经脉，入手次指商阳穴处，入于掌中。卫气下行至足的，由阳明经入于足心，出内踝下，行于阴分。复会合于目部，此为卫气行于阳的一周循环。

卫气循于阴的顺序，从足少阴经脉注于肾，从肾流注于心，从心流注于肺，从肺流注于肝，从肝流注于脾，从脾复流注于肾。此为卫气行于阴的一周次。

小 结

经络是人体组织结构的重要组成部分，它主要包括十二经脉，奇经八脉，十五别络及十二经别，十二经筋等内容。我们在本章中选择讨论了以下几个问题：

1. 十二经脉 十二经脉是经络的主要部分。手足三阴三阳经，不仅每条经脉都有一定的起止点和循行路线，而且有一个总的循行规律，即手三阴从胸走手，手三阳从手走头，足三阳从头走足，足三阴从足走腹。十二经脉，始于手太阴经，止于足厥阴经，阴阳相贯，如环无端，是人体运行气血的主要通路。它内属于脏腑，外络于肢节，起着沟通表里上下的作用。

对于十二经脉主病，原文中以"是动"和"所生病"为纲，列举了一系列证候。但历代注家解释不一。根据原文内容，结合临床实践，我们认为，"是动"和"所生病"的证候基本相同，并无明显界限，都是本经和本经所属脏腑有关的证候，因此实无严格划分的必要。同时，原文很可能有错讹，故存疑待考。

2. 督任冲脉 督任冲三脉属于奇经八脉。奇经的特点是：不与脏腑直接相通，也没有十二正经那样的阴阳表里络属关系，其功能是协助正经蓄溢气血，调整阴阳。

3. 营卫运行 营行脉中，卫行脉外。营气之行，始于手太阴，终于足厥阴，而复出太阴，一昼夜五十周于身。卫气之行，昼则始于目内眦，由太阳——→少阳——→阳明，经阴跷脉复会合于目，行阳二十五度；夜则从足少阴经脉注入五脏，按肾——→心——→肺——→肝——→脾——→肾的顺序循环，行于阴二十五度。

经络学说是祖国医学理论体系的重要组成部分，学习《内经》中关于经络的循行、生理、病理等方面的论述，不仅是临床实践，特别是针灸治疗的需要，而且是祖国医学基础理论研究的重要内容。

第四章 病 机

概 述

病机，是疾病发生和变化的机理，包括发病、病因、病位、疾病的性质和传变等多方面，范围是较广泛的。它分为具体证候的机理和疾病的总机理，前者是后者的基础，后者是前者的概括和总结。本章主要讨论疾病的总机理，具有普遍指导意义。

我国古代医家在医疗和生产、生活实践中，通过长期的观察与体验，对疾病的认识积累了丰富的知识和经验，并运用阴阳五行、脏象和经络等基本理论来分析、归纳疾病发生及变化的机理，从而形成了祖国医学独特的病理生理观。

学习和研究病机理论，是十分重要的。因为只有"审察病机，无失气宜"，才能做到"工巧神圣"，在临床工作中收到"桴鼓相应，犹拔刺雪污"之效。

本章节选《内经》中有关的部分原文，分阴阳失调，邪正虚实以及脏腑、经络、六气病机三部分进行介绍。

一、阴阳失调

※（一）《素问·生气通天论》：凡阴阳之要[1]，阳密[2] 乃固。两者不和[3]，若春无秋，若冬无夏，因而和之，是谓圣度[4]。故阳强[5] 不能密，阴气乃绝；阴平[6] 阳秘，精神乃治[7]；阴阳离决[8]，精气乃绝。

【词解】

1. 要　枢纽。当"关键"讲。

2. 密　作致密、闭密讲。

3. 和　作和谐、协调讲。

4. 圣度　即最好的法度。

5. 强　当亢盛讲。

6. 平　作平和讲。

7. 治　不乱的意思，即正常。

8. 离决　分离诀别。

【释义】

提要：本段在强调阳气作用的基础上，主要说明阴阳平衡协调的重要性及失调的危害性。

阳气卫外致密，则邪不能侵，这对阴精固守于内，从而维持人体阴阳的相互依存和协调，是一个关键。如果阴阳发生偏胜而不协调，就像自然界四时气候的反常变化一样：阳气偏性的，好像只有春天的生发而没有秋天的收敛；阴气偏胜的，好像只有冬天的潜藏而没有夏天的盛长。气候反常，于万物不利；阴阳失调，则病变出生。当此之时，必须根据阴阳的偏盛偏衰，用泻有余或补不足的方法调治，使其达到新的相对平衡与协调，这是调养阴阳、维护健康的最好法则。所以，阳气亢盛，不能固密于外，则会导致阴气走泄、消耗（当然，若阳虚不固，也会使阴气耗散），甚至衰竭。只有阴气平和，阳气固秘，人才精神饱满，身体健康。相反，如果人体阴阳失却平衡，甚至分离诀别，则孤阴不生，独阳不长，而精气耗竭，生命危殆。

※（二）阴者，藏精而起亟[1]也；阳者，卫外而为固也。阴不胜其阳，则脉流薄疾[2]，并[3]乃狂；阳不胜其阴，则五脏气争[4]，九窍不通。是以圣人陈阴阳[5]，筋脉和同，骨髓坚固，气血皆从。如是则内外调和，邪不能害，耳目聪明，气立如故[6]。

【词解】

1. 起亟　亟，音器。起亟，汪机说："起者，起而应也，外有召，则内数起以应也。"这里指阴精不断地起着与阳气相应的作用。

2. 薄疾　即急迫的意思。薄：迫。疾：急、快。

3. 并　合并、结聚的意思。

4. 五脏气争　高士宗说："争，彼此不和也。"五脏气争，指五脏气机不和。

5. 陈阴阳　陈，是顺应、调和的意思。陈阴阳，即不使阴阳偏胜。

6. 气立如故　王冰说："真气独立而如常。"也就是人体气机升降出入正常的意思。

【释义】

提要：本段概要地说明了阴精与阳气相互为用的生理关系以及阴阳偏胜的病证举例，并强调阴阳协调平衡重要性。

阴精藏于五脏，具有不断地供应阳气需要的作用；阳气行于外，起着护卫体表、固密阴精的作用。二者互相依存、相互为用，共同维持着人体的生命活动。阳主躁动，如果阳气偏胜，阴气不能相与平衡，就会使脉气的流动呈现疾急的现象，阳气过盛，影响心神错乱则出现狂证。阴气主闭藏，如果阴气偏胜，阳气不能相与平衡，则阴寒内盛，五脏气机不和，影响与之相合的五官九窍发生功能障碍。所以精通养生之道的人善于调和阴阳，不使其有所偏胜，而保持相对平衡，从而筋脉柔和，骨骼坚固，气血和顺。如此，则内外阴阳之气调和，五官九窍通利，外邪不能侵犯，从而身体健康，生命力旺盛。

※（三）阳气者，若天与日，失其所，则折寿而不彰[1]。故天运当以日光明[2]，是故阳因而上，卫外者也。因于寒[3]，欲如运枢[4]，起居如惊[5]，神气乃浮。因于暑，汗，烦则喘喝[6]，静则多言，体若燔炭[7]，汗出而散。因于湿，首如裹，湿热不攘[8]，大筋缑[9]短，小筋弛[10]长，缑短为拘，弛长为痿。因于气[11]，为肿。四维相代[12]，阳气乃竭。

【词解与校勘】

1. 折寿而不彰　折寿，即短寿。不彰，淹没的意思，高士宗说："不彰著于人世矣。"

2. 天运当以日光明　指天体的运行，由于太阳而发生光明。

3. 因于寒　据《格致余论·生气通天论病因章句辩》将此句移于"神气乃浮"之后，并将"体若燔炭，汗出而散"两句，移在"因于寒"下。这样，在文义和临床上比较切合。今从之。

4. 欲如运枢　《说文》："枢，户枢也。"即门轴。就是说阳气必须像门轴一样，经常转动开合，才能抗御外邪，保卫机体。

5. 起居如惊　如惊，谓举动卒暴。本句指生活没有一定规律。

6. 喘喝　即呼吸喘促，呵呵有声。

7. 体若燔炭　燔，音烦，焚烧的意思。体若燔炭，是说身体发热、好象燃烧的炭火一样。

8. 攘　音酿，清除的意思。

9. 缓　音软，收缩的意思。

10. 弛　松弛的意思。

11. 气　高士宗说"气，犹风也"，即指风邪。

12. 四维相代　所谓"四"，是指上文所说的"风""寒""暑""湿"四种邪气；"维"，即维系的意思。四维相代，是说风、寒、暑、湿四种邪气维系不离而相互更代伤人。

【释义】

提要：本段以太阳比类人身阳气，强调阳气对人体的重要性，并列举阳气不固、感受外邪所引起的病证。

阳气对于人体，就像太阳对于天体一样。假如天上没有太阳，则黑暗无光，万物不能生长；而人身的阳气如果失却其正常功能，就会影响人的健康与生命。因为人身的阳气，只有固密而不妄泄，和调而不偏胜，才能起到护卫体表、抗御外邪的作用。如果生活没有规律，阳气耗散于外，则卫外不固，易受时邪的侵袭。

寒性凝敛。感受寒邪，则卫阳不宣，郁而化热，所以身热像炭火一样。宜用发汗解表法治疗，使邪从汗解而病愈。

暑性弛缓。感受暑邪则皮肤缓而腠理开，故多汗。暑热邪盛，上扰心肺则烦、呼吸喘促而喝喝有声，静为津气俱伤，若夺气伤神，则自言不休。

湿性粘滞。感受湿邪，清阳之气被郁则头沉而胀，如有物缠；湿郁化热，湿热相合，日久不去，筋脉受损，或使大筋收缩，或致小筋松弛，短缩则为拘挛，弛缓则为痿废不用。

感受风邪，若导致营卫之气滞涩于肌表，便可以引起肤肿。

总之，若阳气不固，又遭风、寒、暑、湿等邪的反复损伤，则可导致人体的阳气更虚，以至竭尽。

（四）阳气者，烦劳则张[1]，精绝，辟积[2] 于夏，使人煎厥[3]；目盲不可以视，耳闭不可以听，溃溃乎[4] 若坏都[5]，汨汨[6] 乎不可止。阳气者，大怒则形气绝[7]，而血苑[8] 于上，使人薄厥[9]；有伤于筋，纵，其若不容[10]。汗出偏沮[11]，使人偏枯[12]。汗出见湿，乃生痤痱[13]。高梁[14] 之变，足生大丁[15]，受如持虚[16]。劳汗当风，寒薄为皶[17]，郁乃痤。

【词解】

1. 张　伸张之意，这里是指阳气亢盛于外。

2. 辟积　重复之意。

3. 煎厥　这里指阳盛阴伤，突然昏倒的病证。

4. 溃溃乎　水旁决曰"溃"，在这里形容病势的突变。

5. 坏都　败坏的堤防。

6. 汨汨　汨，音古。形容水流急迫、不可控制的状态。

7. 形气绝　这里指脏腑经络气机阻绝不通。

8. 苑　音郁，积也。

9. 薄厥　薄，与"迫"字义同。张介宾说："相迫曰薄，气逆曰厥。气血俱乱，故曰薄厥。"指因大怒迫使气血上逆而昏厥的病证。

10. 纵,其若不容　纵,即弛缓。容,作"受"解。不容,是说肢体不受意志支配。

11. 偏沮　沮音祖,作"止"解。偏沮是半边无汗。

12. 偏枯　指半身不遂。

13. 痤痱　音挫沸。痤是小疖,痱是痱疹。

14. 高梁　高同膏,指脂肪类食物;梁同粱,指精美的饭食。

15. 足生大丁　张介宾说:"足,多也";李念莪说:"足,能也"。即容易的意思。丁,指疔疮,即很厉害的疮毒。

16. 受如持虚　形容得病非常容易,象拿着空器具去受盛什物一样。

17. 皶　音渣,即粉刺。

【释义】

提要:论述不同病因所致阳气失常而引起的各种病证,并论述其机理。

人身的阳气,贵在固密。烦劳过度,则阳气亢盛于外,而使阴精内耗,这种情况若反复发生,到了夏天,加上暑热熏灼,阴精更伤,就可能发生煎厥。其主要证状是突然视物不清,耳聋不聪,甚至发生昏仆等难以控制的严重情况。

肝藏血而主怒。若大怒伤肝而升发太过,肝气上逆而血随气涌,以致经络气机阻隔不通,迫使上逆的血液郁积于上部,遂发生突然昏倒、不省人事的薄厥。由于气血上逆,则筋脉失养,所以筋脉松弛不收,肢体活动障碍而不受意志支配。

阳气不固,病邪客于身半,由于邪气阻遏,营卫不通,而见受邪的一侧无汗,另一侧有汗。日久筋肉失养,可能发生半身不遂症。

汗出之时,腠理疏松,若感受湿邪,郁于肌肤,致营卫凝涩,则会发生小疖或汗疹。

多食肥甘厚味,往往壅滞阳气而变生热毒,所以容易生疔疮。

劳累汗出而坐卧当风,以致寒邪侵袭肌肤,郁遏阳气,凝聚脂液而生粉刺。若郁结日久而较重的,可变生为小疖。

（五）《素问·逆调论》：黄帝问曰：人身非常[1]温也，非常热也，为之热而烦满[2]者何也？岐伯对曰；阴气少而阳气胜，故热而烦满也。帝曰：人身非衣寒也，中非[3]有寒气也，寒从中生者何？岐伯曰；是人多痹气[4]也，阳气少，阴气多，故身寒如从水中出。

【词解】

1. 常　与"裳"通。下半身的衣服，古代称"裳"。下句同。
2. 满　即"懑"字，音义均同"闷"字。
3. 中非　按"中非"当作"非中"。中，即伤的意思。
4. 痹气　气不流畅而气机闭阻。

【释义】

提要：本段说明体内阴阳虚衰形成寒热病证的机理。

有一种发热的病人，并不是由于衣着太厚或感受了外热，而是因为体内阴气不足，阳气偏亢，导致发热，热扰于内故烦闷。有一种人感到遍身寒冷，并不是由于衣服单薄或感受了外寒，而是因为体内阳气虚衰，阴气偏胜，导致身寒。因阳气运行不畅，阴寒阻闭气机，故身寒好像从冷水里出来的一样。

（六）帝曰：人有四肢热，逢风寒[1]如炙如火[2]者，何也？岐伯曰：是人者，阴气虚，阳气盛，四肢者，阳也，两阳相得[3]，而阴气虚少，少水[4]不能灭盛火[5]，而阳独治[6]，独治者，不能生长也，独胜[7]而止耳。逢风而如炙如火者，是人当肉烁[8]也。

【词解与校勘】

1. 寒　据下文"逢风而如炙如火者"句，"寒"字当是"而"字。
2. 如炙如火　"如火"，《太素》卷三十《肉烁》作"于火"。
3. 得　作"合"字解。

4. 少水　指阴气衰少。

5. 盛火　指阳气亢盛。

6. 治　王冰说："治者，王也。"即旺盛、亢盛的意思。

7. 胜　王冰说："胜者，盛也。"

8. 肉烁　王冰说："烁，言消也。"指肌肉消瘦。

【释义】

提要：本段阐明阴虚阳亢、复感风邪的病理变化。

有一种病人，四肢发热，外感风邪后，肢热更甚。这是因为患者阴气虚少，阳气偏胜的缘故。四肢为诸阳之本，而风邪亦属阳，以阳邪旺于阳分，则两阳相合，而阴气愈虚，阴不胜阳，则阳气独盛。阴阳只有相互协调，才能相互资生，此阳气独胜，即为孤阳，孤阳就不能生长。所以，阳亢为火，火盛则伤精耗血，而肌肉失于濡养，日久会使肌肉干枯消瘦。

※（七）《素问·调经论》：帝曰：经言阳虚则外寒，阴虚则内热，阳盛则外热，阴盛则内寒，余已闻之矣，不知其所由然也。岐伯曰：阳受气于上焦，以温皮肤分肉之间。今寒气在外，则上焦不通，上焦不通，则寒气独留于外，故寒栗。帝曰：阴虚生内热奈何？岐伯曰：有所劳倦，形气衰少[1]，谷气[2]不盛，上焦不行，下脘不通，胃气热，热气熏胸中，故内热。帝曰，阳盛生外热奈何？岐伯曰：上焦不通利，则皮肤致密，腠理闭塞，玄府[3]不通，卫气不得泄越，故外热。帝曰：阴盛生内寒奈何？岐伯曰：厥气[4]上逆，寒气积于胸中而不泻，不泻则温气[5]去，寒独留，则血凝泣，凝则脉不通，其脉盛大以涩，故中寒。

【词解】

1. 形气衰少　吴昆说："形气，阴气也；衰少，虚也。"

2. 谷气　指脾胃运化的水谷之气。

3. 玄府　《素问·水热穴论》："所谓玄府者，汗空也。"

4. 厥气　张志聪说"下焦之阴气"，意即下焦阴寒之气。

5. 温气　王冰说："温气，谓阳气也。"

【释义】

提要：本段主要阐明阴阳盛衰产生内外寒热病证的机理。

卫阳之气从上焦布散于体表以温养皮肤肌肉。假如寒气侵袭体表，损伤卫阳之气，使卫气不能通达于肌肤之间，则卫阳不足于外，而寒气稽留于体表，所以发生恶寒战栗。这就是阳虚生外寒的机理。

劳倦过度，不仅伤气，而且耗阴，致中气虚弱，升降失职，清阳不能升于上焦，浊阴不能降于下焦，胃中之气，郁而化热，热气熏胸中，所以产生内热。这就是阴虚生内热的机理。

感受外邪，影响上焦宣发不利，皮肤致密，腠理闭塞，汗孔不通，使卫阳郁遏，不得外泄，因阳郁而致体表发热。这就是阳盛生外热的机理。

阴气过盛，则寒气上逆，寒气积于胸中而不散，阳气耗损，寒气独留，以致血行涩滞，脉道不畅，证见脉象盛大而中有涩象。这就是阴盛生内寒的机理。

【按语】

本段所论"阳虚则外寒"是因寒邪损伤卫阳，卫气不能达表而寒邪独留于外所致，并非单纯人体阳气不足，温煦失司之证；"阴虚则内热"实指中气虚而发热，应以"甘温除热法"治之，不同于今之肝肾阴虚或肺胃阴虚或肺肾阴液不足，阴不敛阳，虚火内生的阴虚内热证；"阳盛则外热"乃因上焦失宣，卫阳郁遏而化热，治以辛凉宣散，不同于今天所说的阳盛则内外皆热，治以清热泻火；只有"阴盛则内寒"与现在的概念大同小异。这是学习时应加注意的。

二、邪正虚实

※（八）《素问·通评虚实论》：邪气[1] 盛则实，精气[2] 夺[3]则虚。

第四章　病机

【词解】

1. 邪气　泛指一切致病因素。

2. 精气　即正气。

2. 夺　张介宾说："夺，失也。"

【释义】

提要：本段概要地说明了虚实病证的总机理。

在病变过程中，凡以邪气亢盛为主，而正虚不明显的病证就叫实证；而以正气虚弱为主，病邪不亢盛的病证就叫虚证。

【按语】

疾病的过程，也就是邪正消长的过程。虚与实，概括了人体正气与病邪这对矛盾相互消长的基本病理。在临床上，邪正双方力量的消长变化虽然往往以虚实夹杂的形式表现出来，但是，其中必有一种是矛盾的主要方面，它规定和影响着疾病的性质、发展、变化和转归。只要抓住并解决矛盾的主要方面，同时又不忽略次要方面，就能促使疾病向着有利于人体健康的方面转化。

（九）《素问·评热病论》：邪之所凑[1]，其气必虚[2]。

【词解】

1. 凑　与"辏"通，聚汇、聚积的意思。这里作侵犯讲。

2. 虚　这里指正气不调，抗病力减弱。

【释义】

提要：本段主要强调正气在发病中的主导地位。

邪气之所以侵袭人体而致病，必定是因为其正气失调，不能抗御病邪的缘故。

【按语】

"邪之所凑，其气必虚"，是古代医家关于发病学的基本观点。它说明人体正气不调是形成疾病的决定性因素，邪气是构成疾病的条件。这和《素问补遗·刺法论》"正气存内，邪不可干"及《素问·上古天真论》"精神内守，病安从来"等理论一样，都强调正气在发病中的主导地位，外因必须通过内因而起作用。

※（十）《灵枢·百病始生》：风雨寒热，不得虚，邪不能独伤人。卒然[1]逢疾风暴雨而不病者，盖无虚，故邪不能独伤人。此必因虚邪之风[2]，与其身形，两虚[3]相得，乃客[4]其形。两实[5]相逢，众人肉坚。

【词解】

1. 卒然　卒通"猝"。卒然，即突然的意思。
2. 虚邪之风　张介宾说："从冲后来者为虚风，伤人者也。"如春天的西风，夏天的北风，秋天的东风，冬天的南风，都是"虚邪之风"。这里可泛指不正常的气候。
3. 两虚　指外界的虚邪之风和人体的正气不和。
4. 客　居留的意思。
5. 两实　指当令的气候和人体壮实。

【释义】

提要：本段主要说明外感病发病的机理，并强调人体正气调和的重要性。

风雨寒热等外邪，如果不是遇到正气不和的人，是不会使人生病的。同样遭到疾风暴雨的突然袭击，而有些人不病，是由于这些人正气充实，卫外固密，抵抗力强的缘故。所以说，反常的气候一般不能单独伤人，其所以能使某些人生病，主要因为他们正气不和，卫外失固，给外邪造成了可乘之机，邪气才能侵袭人体而使人发病。如果正气旺盛，气候正常，人体肌腠坚实，卫外得固，是不会发生疾病的。

（十一）《灵枢·贼风》：黄帝曰：夫子言贼风邪气之伤人也，令人病焉。今有其不离屏蔽[1]、不出室穴[2]之中，卒然病者，非不离贼风邪气，其故何也？岐伯曰：此皆尝有所伤于湿气，

第四章　病机

藏于血脉之中、分肉之间，久留而不去；若有所堕坠，恶血在内而不去。卒然喜怒不节，饮食不适，寒温不时，腠理闭而不通。其开而遇风寒，则血气凝结，与故邪相袭[3]，则为寒痹；其有热则汗出，汗出则受风。虽不遇贼风邪气，必有因加[4]而发焉。

【词解】

1. 屏蔽　即遮蔽用的屏障。

2. 室穴　张介宾说："室穴者，古人多穴居也。"此处泛指住房。

3. 袭　作"合"字解。

4. 因加　因故（邪）而加新（感）的意思。

【释义】

提要：本段论述人体若有故邪，则易新感致病的道理。

贼风邪气，是四时不正的气候，对人体的危害是很大的。如果人能善为调养，不触冒贼风邪气，则应当无病。但有的人因先受湿邪，未能及时治疗，而稽留于血脉肌肉之间；或因跌打闪挫，致淤血内停，久留不去，便成为故邪。假若又突然喜怒不节，或饮食不宜，或寒温不适时，必然引起正气愈伤，气血不和，气机逆乱，而腠理开合失常。如果腠理开而遇到风寒之气，则血气凝结，加上原来的湿邪或者淤血，就会形成寒痹的病证。如果因热而汗出，也会感受风气为病。以上所说的风、寒、热等即使不属于贼风邪气，而是正常气候变化，但对于有故邪的人来讲，也可以因内外合邪而发病。

　　※（十二）《素问·调经论》：夫邪之生也，或生于阴，或生于阳，其生于阳者，得之风雨寒暑，其生于阴者，得之饮食居处、阴阳[1]喜怒。

【词解】

1. 阴阳　丹波元坚说："阴阳喜怒之阴阳，盖指房室。杨释为男女，其意为然。"

【释义】

提要：本段主要说明外感、内伤等病因的阴阳分类。

致病因素总地说分阴阳两类：风雨寒暑等邪从外而入，先侵犯人体的肌肤，所以称为外感，属阳；饮食起居失常、房室不节及精神情志失调等因素，从内而损伤人体的精神气血津液，导致疾病发生，所以称为内伤，属阴。

【按语】

本文所谈的病因分类为后世病因学的创立和发展奠定了基础。

※（十三）《灵枢·刺节真邪》：黄帝曰：余闻气者，有真气[1]，有正气，有邪气。何谓真气？岐伯曰：真气者，所受于天，与谷气并[2]而充身也。正气者，正风也，从一方来，非实风[3]又非虚风也。邪气者，虚风[4]之贼伤人也，其中人也深，不能自去。正风者，其中人也浅，合而自去，其气来柔弱，不能胜真气，故自去。

虚邪之中人也，洒淅[5]动形，起毫毛而发腠理。其入深，内抟于骨则为骨痹[6]；抟于筋则为筋挛；抟于脉中则为血闭，不通则为痈[7]；抟于肉，与卫气相抟，阳胜者则为热，阴胜者则为寒，寒则真气去，去则虚，虚则寒。抟于皮肤之间，其气外发，腠理开，毫毛摇，气往来行，则为痒；留而不去，则痹；卫气不行，则为不仁[8]。

【词解】

1. 真气　张介宾说："真气，即元气也。"
2. 并　作合并讲。
3. 实风　指当令太过的气候。
4. 虚风　即前面所说的"虚邪之风"。
5. 洒淅　张介宾说："寒栗也。"

6. 骨痹 病证名。由于气血不足，寒湿之邪伤及骨髓所致。证见骨痛、身重、有麻痹感、四肢沉重难举等。

7. 痈 张介宾说："痈字从壅，疽字从沮，总是气血稽留，营血不通之症。"

8. 不仁 张介宾说："不仁，不知痛痒寒热也。"

【释义】

提要：本段主要说明真气的来源、作用及虚邪中人所形成的几种病证。

人体的抗病力，主要取决于真气的盛衰。真气就是元气，来源于先天之父母，但有赖后天水谷精气的不断滋养和补充，以充养周身，抗御外邪。正气，即正风，是自然界四季的正常气候，其气柔弱，虽然也可以中人肌表，但由于真气强盛，多正胜而邪自去。邪气则是虚邪贼风，易伤真气，所中的部位也较深，所以多导致正伤邪留而不能自去。

由于真气虚，腠理不固，毛孔大开，虚邪乃客。阳气失于温煦，而邪气独留体表，故恶寒振栗；邪气往来游行于皮肤之间则痒；邪气留着不去，则气机阻滞而为痹，卫气运行不利，则肌肤失去温养，发为不仁之症。若失治或误治，则病邪可由浅入深，进一步侵犯人体的筋骨肌肉血脉，以至脏腑，引起各种不同的病证。如：邪气客于肌肉，正邪相争，正气胜邪，则为阳胜而热；邪气胜正，则为阴胜而寒。邪伤筋膜则发为筋挛。若邪气进一步损伤骨髓，则发为沉重痠痛的骨痹；邪气留着经脉，则使气血壅遏、血脉凝涩不通，日久化热腐肉而为痈肿。

（十四）《素问·皮部论》：首病之始生也，必先于皮毛，邪[1]中之，则腠理开，开则入客于络脉。留而不去，传入于经，留而不去，传入于腑，廪[2]于肠胃。邪之始入于皮也，泝然[3]起毫毛，开腠理。其入于络也，则络脉盛[4]，色变。其入客于经也则感[5]，虚乃陷下。其留于筋骨之间，寒多则筋挛骨痛，热多则筋弛骨消，肉烁䐃破，毛直而败[6]。

皮者，脉之部也。邪客于皮则腠理开，开则邪入客于络脉，络脉满则注于经脉，经脉满则入舍于腑脏也。故皮者有分部，不与而生大病也⁷。

【词解与校勘】

1. 邪　此处指风寒暑湿等外邪。

2. 廪　王冰说："廪，积也，聚也。"

3. 泝然　《甲乙经》卷二第一下"泝然"作"淅然"。即洒淅恶寒的意思。

4. 盛　盛满之意。

5. 感　据《甲乙经》卷二第一下"感"作"盛"。当从之。

6. 毛直而败　即毛发枯槁的意思。

7. 不与而生大病也　据《甲乙经》卷二第一下"与"作"愈"。不愈而生大病，是说表病不愈，外邪深入于内，可以形成大病。

【释义】

提要：本段主要说明外感病由表入里的传变规律及其主要证候。

凡外感病，多始于皮毛。由于正气不和，卫外不固，外邪乘虚而入，首先侵犯人体的皮毛，形成表证。风寒等邪郁遏卫阳，寒气独留于肌表，则证见洒淅恶寒，毫毛竖立。因风性开泄，卫阳失司，故腠理开，邪入于内，传到络脉，邪阻于络则见络脉盛满，颜色变异。邪留不去，传入于经，则经气盛实为病。若经气虚则邪气更进一步深入，留连于筋骨之间，或积聚于肠胃，或引起脏腑为病。邪气稽留于筋骨之间，如寒邪偏胜，则收引凝滞而引起筋挛骨痛；如热邪偏胜，则灼津耗液，筋骨失于濡润，引起筋骨痿弱、肌肉消瘦、毛发枯槁。所以说，表病不愈，邪气深入，就可以形成大病。

（十五）《素问·生气通天论》：因于露风¹，乃生寒热。是以春伤于风，邪气留连²，乃为洞泄³；夏伤于暑，秋为痎疟⁴；秋伤于湿，上逆而咳，发为痿厥；冬伤于寒，春必温病。四时之气，更伤五脏。

第四章　病机

【词解】

1. 露风　此处泛指外感病的致病因素。

2. 留连　缠绵不解的意思。

3. 洞泄　《灵枢·邪气脏腑病形》："洞者，食不化，下嗌还出。"指完谷不化，泄下无度。

4. 痎疟　丹波元简说："痎疟，疟之总称也。"

【释义】

提要：本段简要说明四时邪气伤人而留连发病的规律。

四时阴阳邪气损伤人体，往往先犯肌表，邪正相争，故可见恶寒发热等证。春天伤于风邪，失于治疗，邪气久留不去，滞于肠胃之间，而风气通于肝，导致肝气横逆犯脾，就可以发生完谷不化的洞泄。夏天腠理开，汗孔疏，暑邪乘虚而入，藏于肌肤，到了秋凉之时，肌腠收敛，暑邪内郁，与卫气并居，阴阳交争则发为寒热往来的疟疾。秋天为湿邪所伤，因秋气通于肺，故湿邪留滞于肺，到了冬天，寒水之气复加，则寒湿阻肺，致肺气上逆而生咳嗽；同时，湿滞肺络，肺气不能正常宣发，延久不愈，则筋脉失养，渐成痿证。冬季感受寒邪，伏藏体内，郁而化热，到春天则随阳气外发，故生温病。以上就是四时邪气，更替伤人五脏而发病的规律。

※（十六）《素问·举痛论》：余知百病生于气^{1}也，怒则气上，喜则气缓^2，悲则气消，恐则气下，寒则气收，炅^{3}则气泄，惊则气乱，劳则气耗，思则气结。

【词解】

1. 生于气　由气机失常所致。

2. 气缓　指心气涣散而不行。

3. 炅　高士宗说："炅，炯同，犹热也。"

【释义】

提要：本段举例说明情志失调、寒热偏盛、劳倦太过所导致的气机病变。

疾病的发生，很多是由于气机不和引起的。怒为肝志，大怒则肝气升发太过而上逆，气逼血升，可见面赤、头痛、呕血等证，所以说"怒则气上"。喜为心志，喜则心气平和，志意畅达，营卫通利，但是过喜则心气焕散不收而心神不藏，所以说"喜则气缓"。悲为肺志，过于悲忧则伤肺，肺伤则气耗，所以说"悲则气消"。恐为肾志，过度恐惧则伤肾，肾精伤则不能化气上腾，阴阳升降失常，以致气机下陷，证见小腹胀满、矢气、遗尿、滑精等，所以说"恐则气下"。寒主凝敛，感受寒邪，则腠理闭塞，阳气内郁，可见恶寒、无汗等证，所以说"寒则气收"。热性弛缓，感受热邪，则腠理开泄而汗大出，津、气随汗外泄，所以说"炅则气泄"。大惊猝恐使人身阴阳失调，气机紊乱，而心无所主、神无所附、虑无所定，所以说"惊则气乱"。劳累过度，阳气外张，气上逆于肺为喘息，气外泄于表为自汗，内外皆越，则正气亏耗，所以说"劳则气耗"。思为脾志，思虑太过则伤脾，脾伤则运化失职，气结于中而见食少腹胀、大便失调等证，所以说"思则气结"。

（十七）《灵枢·邪气脏腑病形》：黄帝曰：邪之中人脏奈何？岐伯曰：愁忧恐惧则伤心。形寒寒饮则伤肺，以其两寒相感，中外皆伤，故气逆而上行。有所堕坠，恶血留内，若有所大怒，气上而不下，积于胁下，则伤肝。有所击仆，若醉入房，汗出当风，则伤脾。有所用力举重，若入房过度，汗出浴水，则伤肾。

【释义】

提要：本段举例说明邪伤五脏的病因病理。

五脏居人身之里，其病多因脏气内伤，外邪乘虚而入，内外俱感，正不胜邪所致。例如：过度的忧愁恐惧，使气血逆乱，心神虚怯，导致心脏受伤。外感寒邪，从皮毛而入于肺，寒凉饮食犯胃，寒邪循经脉传于肺，内外之寒合邪，肺脏肃降失职，气逆于上，而发喘咳。堕坠跌仆则淤血留着体内，或者大怒，则肝经气血上逆，积于胁下，以致内外皆伤，故肝病。外伤于击仆，则可损伤肌肉；酒醉饱食，汗出受风，则脾运不健，以致内外俱伤，故脾病。若负重太过，则外伤骨髓；或因房劳过度内伤肾精；或由汗出洗浴而寒邪入肾，以致内外俱损，故肾病。

（十八）《素问·宣明五气》：五劳所伤：久视伤血，久卧伤气，久坐伤肉，久立伤骨，久行伤筋，是谓五劳所伤。

【释义】

提要：本段阐述劳逸过度均可伤人的病理。

目受血而能视，精血足则目清明，视物过久则伤精耗血。气血周流全身，营运不息，各脏腑组织功能才健旺，若久坐、久卧则致阳气不伸，血脉涩滞，肌肤失养，故曰"久坐伤肉""久卧伤气"。形体赖骨以支撑，若久立则劳损骨骼，致使骨节痿软疼痛，所以说"久立伤骨"。筋维系关节以司运动，若久行则筋膜疲极而受伤。所以，视、卧、坐、立、行虽是人的本能，但过劳过逸，皆可致病。

※（十九）《灵枢·口问》：上气不足，脑为之不满，耳为之苦鸣，头为之苦¹倾²，目为之眩，中气不足，溲便为之变，肠为之苦鸣；下气不足，则乃³为痿厥心悗⁴。

【词解与校勘】

1. 苦　应据《甲乙经》卷十二第一及《太素》卷二十七《十二邪》删。与下为对文。

2. 倾　张介宾说："倾者，沉重不能支也。"

3. 乃　应据《太素》卷二十七《十二邪》删。

4. 悗　音义同"闷"，烦闷不舒的意思。

【释义】

提要：本段论述人体上、中、下三部精气不足而产生的证候。

上部精气不足，则脑髓不充，五官九窍失养而不能发挥正常功能，所以自觉脑部空虚，出现头重不支，抬举无力，耳鸣目眩等证候。中部精气不足，则脾虚失运，水谷不化，清浊相干，传导失常，证见二便异常、腹胀肠鸣。下部精气不足，则肾水不能上济于心，故心中烦闷不舒，精亏无以生髓充骨，故肢体痿弱无力。

（二十）《灵枢·顺气一日分为四时》：黄帝曰：夫百病者，多以旦慧[1]昼安，夕加夜甚，何也？岐伯曰：四时之气使然。黄帝曰：愿闻四时之气。岐伯曰：春生夏长，秋收冬藏，是气之常也，人亦应之。以一日分为四时，朝则为春，日中为夏，日入为秋，夜半为冬。朝则人气始生，病气衰，故旦慧。日中人气长，长则胜邪，故安。夕则人气始衰，邪气始生，故加。夜半人气入藏，邪气独居于身，故甚也。

【词解】

1. 慧　清爽的意思，这里指病情较轻，自觉爽快。

【释义】

提要：本段根据天人相应的观点，论述疾病过程中病情出现旦慧、昼安，夕加、夜甚的道理。

自然界四时气候的变化，是随着阴阳二气的升降盛衰而转移的。大而言之，一年中，春生夏长秋收冬藏；小而言之，一天中，平旦为春，日中为夏，日暮为秋，夜半为冬。人体患病时，正气为阳，邪气为阴，邪正消长变化，与天地阴阳相应。一天之内，晨起阳气始生，邪退正旺，所以病势较轻；日中阳气大盛，正胜邪却，所以体安；日暮阳气始衰，阴气渐盛，所以病势加重；夜半阳气潜藏，阴气独盛，正不胜邪，所以病甚。

三、脏腑、经络、六气病机

※（二十一）《素问·至真要大论》：帝曰：愿闻病机何

如？岐伯曰：诸[1]风掉眩[2]，皆[3]属于肝。诸寒收引[4]，皆属于肾。诸气膹郁[5]，皆属于肺。诸湿肿满[6]，皆属于脾。诸热瞀瘛[7]，皆属于火。诸痛痒疮，皆属于心。诸厥[8]固泄[9]，皆属于下。诸痿[10]喘呕，皆属于上。诸禁鼓栗[11]，如丧神守[12]，皆属于火。诸痉[13]项强，皆属于湿。诸逆冲上[14]，皆属于火。诸胀腹大，皆属于热。诸躁狂越[15]，皆属于火。诸暴[16]强直，皆属于风。诸病有声，鼓之如鼓[17]，皆属于热。诸病胕肿[18]，疼酸惊骇，皆属于火。诸转反戾[19]，水液[20]浑浊，皆属于热。诸病水液[20]，澄沏清冷[21]；皆属于寒。诸呕吐酸，暴注下迫[22]，皆属于热。

【词解】

1. 诸　众也。即指很多或许多。

2. 掉眩　掉，摇也，指肢体动摇；眩，指视物动幻不定。

3. 皆　作"同"字解。这里指大都是。

4. 收引　收，即收缩，引，即牵引。指筋脉拘急或肢体收缩。

5. 膹郁　膹，音愤，喘急也；郁，痞闷也。

6. 肿满　唐容川说"肿在皮肤四肢，满在腹内胀塞。"即指腹部胀满，四肢浮肿。

7. 瞀瘛　瞀，音茂，又音务，昏闷也；瘛，音制，抽掣也。

8. 诸厥　厥，逆也。诸厥，包括寒厥、热厥等。

9. 固泄　固，指二便闭塞不通；泄，指二便泄利不禁。

10. 痿　作"弱"解，这里指肺气痿弱，包括"虚热肺痿"和"虚寒肺痿"。

11. 诸禁鼓栗　禁，读作"噤"，指牙关紧闭。鼓，作"击"字讲，这里指鼓颔，上下牙齿相撞的意思。栗，即战栗，指身体发抖。

12. 如丧神守　是说人体战栗鼓颔，自己控制不住。

13. 痉　《说文》："强急也。"

14. 诸逆冲上　指气机上逆的病证，如呕吐、嗳气、呃逆等。

15. 诸躁狂越　躁，指躁动不安；狂，即神志狂乱；越，指动作超过正常范围，即举动失常的意思。

16. 暴　突然的意思。

17. 鼓之如鼓　前一"鼓"字，是动词；后一个"鼓"字，为名词。鼓之如鼓，指叩击时发出鼓音。

18. 胕肿　"胕"读作"腐"。"腐肿"，即痛肿。

19. 诸转反戾　唐容川说："转，左右扭转也。反，角弓反张也。戾，如犬出户下，其身曲矣。"转：转筋。反戾：角弓反张。

20. 水液　指痰、涕、尿、白带及呕吐、泄泻出的水液样排泄物等。

21. 澄沏清冷　形容水液澄清透明而寒冷，与属热的水液浑浊相对而言。

22. 暴注下迫　暴注，指突然发生的泄泻；下迫，即欲下不得的重坠感觉。暴注下迫，即里急后重。

【释义】

提要：本段总结了五脏、六气病证的机制，即一般所说的"病机十九条"。

关于五脏的病机有五条：风性主动，风气通于肝，肝合筋。凡因风阳上扰的头晕目眩，筋脉所伤的肢麻、震颤、拘急、抽搐等症状，大都属于肝脏的病变。寒性收引凝敛，寒气通于肾。凡寒邪外袭，或阳虚内寒，致气血运行不畅，筋膜失于温煦，出现四肢拘挛、身体踡卧或者关节屈伸不利等症，大都属肾脏病变。但有些筋脉拘急的病证，与血不养筋或外感湿邪有一定关系。肺居胸中，主持诸气，其气清肃下降。凡因气机不利，气逆上行，出现呼吸迫促、喘咳胸满的，大多属肺脏病变。但暴怒时出现呼吸喘促、胸部痞闷的，则属肝气上逆所致。脾主运化，湿气通于脾。凡因湿邪导致运化失常，水谷留滞中焦的脘腹胀满，或津液不运，聚为水湿而致肢体浮肿等证候，大都属于脾脏病变。若因虫积、痰滞、气血淤阻而成肿满者，则不应完全责之于脾。心主血脉而属火，若邪热壅遏，灼伤血脉，致营卫运行涩滞，则生疮疡，而感觉或痛或痒。另外，阳气不足，阴寒偏胜，导致血脉凝聚，则可发生阴疽疼痛。所以，无论疮疡的虚证、实证，大多病在血脉，属于心脏病变，但湿毒、风湿等侵袭人体肌肤所致的风疹、湿疹、浸淫疮等则不属此例。

属于上、下部位的有两条：肺居上焦，若肺阴不足，虚热灼津，则肺热叶焦而为虚热肺痿；胸阳不振，津液不化，则肺寒叶枯而为虚寒肺痿。实邪壅肺，肃降失职，则上逆为喘；胃失受纳熟腐，浊阴不降，胃气上逆，则病呕吐，其病在胃口，接近上焦。所以，诸痿喘呕，大多属上部的病变。但肾虚致喘和肝气犯胃的呕吐等，其病机就主要在下焦肝肾了。下焦阳气不足，阴气偏胜，则发为寒厥；阴气衰弱，阳气偏胜，则发为热厥。大肠主燥，为传导之官。大肠燥化太过，传导不行，则为便秘；燥化不及，传导太过，则为泄泻。肾气不化，膀胱不利，则小便癃闭；肾气不固，膀胱失约，则小便频数，甚至失禁。因为肾、大肠、小肠、膀胱及前后二阴等皆位于下焦，所以，凡热厥、寒厥及二便的失常，应主要考虑下焦的病变。但是，因肺失肃降和移热于大肠而致的二便失常，其病机则应属于上焦。

关于风、寒、湿的病机有以下三条：风性善行数变，风气通于肝，肝主筋。凡突然发生肢体强直等病证，多是动风伤筋、筋膜劲急不柔所致，故曰"诸暴强直，皆属于风"。人身的筋膜，赖阳气的温养和津液的濡润，才能保持柔韧和调而司运动。若湿邪伤及太阳经脉，使阳气不得温煦，津液不能濡润，则筋脉失养，所以在其循行部位出现颈项强急、筋脉拘挛不舒等症状。若因风邪伤筋、燥邪耗血、邪热灼津等所致颈项强急之证，则不属湿邪为患之例。水体清，其气寒。阴寒偏胜，阳虚失运，水津不化，则病见诸窍排出的水液清冷透明，如：鼻涕清稀，痰液稀薄，呕吐清水，大便稀溏，小便清长等，所以说"诸病水液，澄沏清冷，皆属于寒"。

关于热的有四条：热邪内壅，或者热与燥原相结，导致腑气不通，均可出现胸腹胀满，所以说"诸胀腹大，皆属于热"。《伤寒论》第257条"腹满不减，减不足言，当下之，宜大承气汤"即是一例。但临床上引起胀满腹大的原因甚多，其属虚属寒者亦为多见，如《金匮要略·腹满寒疝宿食病脉证治第十》"腹满时减，复如故，此为寒，当与温药"即是。而热邪壅遏于内，气机阻滞，肠胃传化不利，致腹胀肠鸣、鼓之如鼓者，亦属于热，但必伴见大便不爽、矢气恶臭、口干、脉数等实热之象，方可以言热。而诸病有声也有属虚、属寒的，如《灵枢·师传》："胃中寒则腹胀，肠中寒则肠鸣飱泄。"火主燔灼躁动，一则热邪灼筋，筋脉失养，而挛急筋转、角弓反张；二则津液因受热邪煎熬，泄物浓缩而变黄浊，所以说，凡筋脉挛急、排泄物浑浊的病证，属热邪为患。邪热壅滞于中，升降气机紊乱，热挟肝胃之气逆于上则呕吐酸水，邪热下迫于肠则传导失职，可突然发生泻痢。所以说，呕吐酸水与暴注下迫，证虽有异而均属火热为病。但亦有寒饮停胃而呕吐，寒湿困脾而下利者，临床时不可不辨。

属于火的共五条：火热之邪，灼伤筋脉，易致痉挛、抽搐等证；火热内扰于心，则神识昏冒不清，所以说"诸热瞀瘛，皆属于火"。又有火热之邪，郁遏于内，阳气不得外达，反可见口噤、鼓颔、战栗不已而自己控制不住的假寒之象，但必有热脉热证可凭，方能言病属火邪为患，火性炎上，火邪犯经伤脏，可以出现一些气逆血升的病证，如食入即吐、呃声洪亮、咳喘气促、面红目赤、口苦咽干、吐血衄血等，但呕恶呃嗳、咳喘吐衄等证并不皆由火生，而有寒热虚实之别，临证时须根据具体情况辨证施治。火为阳邪，阳性主动，故火邪盛于外，则四肢实而躁动不宁；火邪盛于内，则神志乱而狂妄骂詈，如：阳明热盛见登高而歌，弃衣而走，妄言骂詈，不避亲疏等。但躁狂也有不属于火邪的，如《伤寒论》太阳病的"蓄血证"即是。若火邪壅盛，灼伤血脉肌肉，则发痈肿；邪热灼伤筋脉，气血不畅，故发酸疼；内迫心肝，故神志不安，表观为惊骇不宁；所以，病痈肿疮疡、疼酸惊骇，也多因火邪为患。但阴寒疮疡、风湿酸疼、胆虚惊骇等，则又非火热所致了。

【按语】

病机十九条，是古代医家对临床上常见的一些证候，以五脏和六气病机为纲，加以归纳、分类而总结出来的。它反映了中医辨证的一些基本规律，指导着中医的临床实践，是祖国医学理论中很有价值的一部分内容。

病机十九条中，属五脏的五条，属六气的十二条，属上、下部位的各一条。在属火属热的九条中，尽管其证候各不相同，论病因却同属火热；而"诸转反戾""诸暴强直""诸痉项强"虽同属痉病，症状相似，但病因病机却有属热、属风和属湿的区别。由此可见，同一病因病机可以产生许多不同的病证，而同一证候，又可以由不同的病因病机所引起。这就启示我们在临床工作中，应以病机为主，"异病同治""同病异治"。同时，它也为我们辨析某些疑似证候提供了手段。

病机十九条并不能概括病机的全部内容，如：六气病机就缺"燥气"一条，而且，有些条文的论述还有片面性。因此，它只能作为我们分析证候、探求病机的起点，而绝不可代替我们对中医病机理论的全面学习和深入研究。

※（二十二）《素问·脏气法时论》：肝病者，两胁下痛引少腹，令人善¹怒；虚则目䀮䀮无所见，耳无所闻，善恐，如人将捕之。

心病者，胸中痛，胁支²满，胁下痛，膺背肩甲间痛，两臂内痛；虚则胸腹大，胁下与腰相引而痛。

脾病者，身重，善肌肉痿³，足不收，行善瘛，脚下痛；虚则腹满肠鸣，飧泄，食不化。

肺病者，喘咳逆气，肩背痛，汗出，尻阴股膝髀腨胻足皆痛；虚则少气不能报息⁴，耳聋嗌干。

肾病者，腹大胫肿，喘咳身重，寝汗⁵出，憎风⁶；虚则胸中痛，大腹小腹痛，清厥⁷，意不乐。

【词解与校勘】

1. 善　此处作"容易"解。
2. 支　作"撑"字讲。
3. 善肌肉痿　应据《甲乙经》卷六第九，作"善饥，肌肉痿"。
4. 不能报息　张介宾说："报，复也。"不能报息，指呼吸气短，难以接续。
5. 寝汗　寝，据《素问·气交变大论》新校正注引此文作"寖"。

寝同浸，寝汗，是多汗的意思。

6. 憎风　憎，音曾。憎风，即恶风。

7. 清厥　清冷厥逆之意，这里指两足厥冷。

【释义】

提要：本段主要论述五脏及其经脉的虚实病证。

肝为刚脏，其经脉抵少腹、布胁肋，肝病经脉不和，则两胁下痛引少腹，肝气实则怒；肝虚精血不足，目失所养则不明，耳失所充则不闻，血不舍魂则气怯善恐。

心主血脉，其经脉从心系却上肺，出腋下。手厥阴经起于胸中，其支脉循胸出胁，下腋……。心病邪盛，经气阻滞，故胸、膺、胁、背、肩胛、两臂等处疼痛；若心阳虚弱，阴寒凝滞，气机不行，则胸腹皆大，筋脉失于温养，则胁下与腰牵引作痛。

脾主肌肉四肢，湿盛困脾，阻遏阳气，则周身困重。脾热内盛，消谷则善饥，伤津则肌肉消瘦痿弱，热灼津伤，脾经失养，则足不收持，行动时发生抽掣、脚下疼痛。若脾虚失其健运，则中焦不治，饮食不化，水湿下流而腹满肠鸣、泄下完谷。

肺主气，外合皮毛，其俞穴在肩背，其络脉会于耳中。邪气盛实，肺气不利，则壅塞上逆而为喘咳逆气，肩背疼痛，汗出；肺病而致肾脉受邪，为母病及子，少阴经脉不利，故尻、阴、股、膝、髀、腨、胫、足等部位皆痛。肺气亏虚，呼吸气弱，则少气不能报息，津液失布则嗌干，上窍失充则耳聋。

肾为水脏而主骨，骨病则身重。阴邪太盛，循经上扰，影响脾肺，故腹大胫肿而喘咳；水邪上犯，心气内微，其液外泄，故汗出；汗出则表疏，卫气不固，所以恶风。肾气既虚，其经脉循行部位失养，故证见胸中痛，大腹小腹亦痛。其阳气衰于下，则为两足厥冷；肾虚志不足，故意不乐。

※（二十三）《灵枢·邪气脏腑病形》：大肠病者，肠中切痛[1] 而鸣濯濯[2]，冬日[3] 重感于寒即泄，当脐而痛，不能久立。

胃病者，腹䐜胀，胃脘当心而痛，上肢[4]两胁，膈咽不通，食饮不下。

小肠病者，小腹痛，腰脊控[5]睾而痛，时窘之后[6]，当耳前热，若[7]寒甚，若独肩上热甚，及手小指次指之间热，若脉陷[8]者，此共候也。

三焦病者，腹[9]气满，小腹尤坚，不得小便，窘急，溢则[10]水，留即为胀。

膀胱病者，小腹偏肿而痛，以手按之，即欲小便而不得，肩上热，若脉陷及足小指外廉及胫踝后皆热若脉陷[11]。

胆病者，善太息，口苦，呕宿汁[12]，心下澹澹[13]恐，人[14]将捕之，嗌中吤吤然[15]，数唾。

【词解与校勘】

1. 切痛　切，作"急迫"讲。切痛，即急痛。

2. 濯濯　濯，音浊。濯濯，杨上善说："肠中水声也。"

3. 曰　当据《甲乙经》卷九第七及《脉经》卷六第八改为"日"。

4. 肢　据《脉经》卷六第六作"支"。当从之。

5. 控　引也。作牵引讲。

6. 时窘之后　窘，穷迫也，困也。后，指大便。时窘之后，是说时时大便困难。

7，若　读作"或"，下同。

8. 脉陷　《灵枢·禁服》："陷下则徒灸之，陷下者，脉血结于中，中有著血，血寒故宜灸之。"据此，脉陷当见脉络色青之象。

9. 腹　据《甲乙经》卷九第九及《脉经》卷六第十一，此后应补"胀"字。

10. 溢则　据《甲乙经》卷九第九及《脉经》卷六第十一，此后应补"为"字。

11. 若脉陷　《甲乙经》卷九第九无此三字。丹波元简说："此系剩文，当删。"

12. 宿汁　这里指胆汁。

13. 澹澹　澹，《说文》："水摇也。"澹澹，即动摇不定、心神不安之状。

14. 人　据《甲乙经》卷九第五、《太素》卷十一《腑病合输》"人"字前应补一"如"字。

15. 嗌中吤吤然　《素问·咳论》："喉中吤吤如梗状。"据此，吤吤然，是咽嗌梗阻不适感的形容词。

【释义】

提要：本段主要论述六腑及其经脉的病证。

大肠主传导，位当脐周，秉秋燥之气。其病燥化不及，则湿气反甚，肠中有水，而往来气冲，故肠中切痛而鸣濯濯；如冬月重伤于寒，则寒与湿合，导致传导失常，故大便泄泻；由于腹脐疼痛，故不能久立。

胃居脘腹，职司熟腐，其气主降。胃病则熟腐功能失常，气机不通，故腹䐜胀，胃脘当心而痛；中土壅塞，木失条达，则两胁撑胀；胃气上逆，格拒气机，故膈咽不通，食饮不下。

小肠居小腹内，后附于腰脊而下连睾丸，与大肠相接。其病则腑气不通，化物不行，证见小腹及腰脊痛引睾丸，而影响大便困难，且在手太阳小肠经脉所循行的耳前、肩上、小指次指间等处出现或寒、或热、或脉陷等病变。

三焦主决渎，病则气化不行，水道不利，故小便不利而频数窘急；水留于腹中则为胀满，溢于下焦则坚满尤甚。

膀胱位于小腹，主藏津液，气化而出。其病则气化不行，水津内停，故小便不利而小腹胀痛，且在足太阳膀胱经所循行的肩上、足小趾外廉及胫踝后等部位出现病变。

胆为阳木，内盛精汁，性喜条达，其气主降。胆实气郁，其气上逆，则善太息，口苦，呕吐胆汁；痰气郁滞，则感咽喉如有物阻，频频唾出；若胆虚气怯，则善恐而心下不安。

（二十四）《灵枢·师传》：胃中热则消谷，令人县心[1] 善饥，脐以上皮热；肠中热则出黄如糜[2]，脐以下皮寒[3]。胃中寒则腹[4]胀，肠中寒则肠鸣飧泄。胃中寒、肠中热则胀而且泄，胃中热、肠中寒则疾饥[5]，小腹痛胀[6]。

【词解与校勘】

1. 县心　县，古同"悬"。悬心，心如悬起而不宁，心慌不安的形容词。

2. 如糜　糜，煮米使糜烂也。如糜，是形容象稀粥一样。

3. 寒　据《灵枢经》校勘本刘衡如校："如易'热'字，则文义豁然"。今从之。

4. 腹　应据《甲乙经》卷六第二及《太素》卷二《顺养》改为"䐜"。

5. 疾饥　即饿得快的意思。

6. 胀　应据《太素》卷二《顺养》删。

【释义】

提要：本段主要论述胃肠的寒热病证。

胃属阳土，为水谷之海，主受纳腐熟水谷。若胃火亢盛则熟腐太过，因而容易饥饿；饥甚则心慌不宁。因胃居脐上，胃热熏蒸，所以与其相应的体表肌肤也热。小肠接受胃下传的水谷，作进一步消化。胃热并水谷下注肠道，热腐蕴蒸，水液浑浊，致大便色黄如糜状。因肠居脐下，肠热熏蒸，所以其相应的体表肌肤也热。

胃寒凝滞则熟腐失职，浊阴上逆胸膈，所以胸腹胀满不舒。小肠寒气留滞，泌别失职，水谷杂下，则为肠鸣飧泄。胃寒肠热者，因寒气凝滞则腹胀，因热迫杂下则泄泻。胃热肠寒者，因胃热消谷而易饥，因肠寒凝结、气机不通而小腹痛。

※（二十五）《素问·阳明脉解》：黄帝问曰：足阳明之脉病，恶人与火，闻木音则惕然而惊，钟鼓不为动，闻木音而惊，何也？愿闻其故。岐伯对曰：阳明者，胃脉也，胃者土

也，故闻木音而惊者，土恶木也。帝曰：善。其恶火何也？岐伯曰：阳明主肉，其脉血气盛，邪客之则热，热甚则恶火。帝曰：其恶人何也？岐伯曰：阳明厥则喘而惋，惋则恶人。帝曰：或喘而死者，或喘而生者，何也？岐伯曰：预后厥逆连脏则死，连经则生[1]。帝曰：善。病甚则弃衣而走，登高而歌，或至不食数日，逾垣[2]上屋，所上之处，皆非其素所能也，病反能者，何也？岐伯曰：四支者，诸阳之本也[3]。阳盛则四支实，实则能登高也。帝曰：其弃衣而走者，何也？岐伯曰：热盛于身，故弃衣欲走也。帝曰：其妄言骂詈[4]，不避亲疏而歌者，何也？岐伯曰：阳盛则使人妄言骂詈，不避亲疏而不欲食，不欲食，故妄走也。

【词解】

1. 连脏则死，连经则生　邪气深入，影响于脏，病情严重，故曰"死"；病变仅限于经脉，邪气有外达之机，病情较轻，故曰"生"。

2. 逾垣　越墙的意思。

3. 四支者，诸阳之本也　阳性动，四肢亦主动。阳盛则四肢实而妄动，阳衰则四肢弱而懈堕，因四肢活动常反映阳气的盛衰，故称为诸阳之本。

4. 詈　音利。诽谤咒诅叫詈。

【释义】

提要：本段主要论述足阳明经脉的病证及其机理。

足阳明是胃的经脉，胃属阳土，而木能克土，所以，足阳明经有病，听到木音就会感到惊恐。同时，阳明为多气多血之经，邪气侵入则从阳化热，热盛于身故恶外热之火；阳明经气厥逆于肺，致肺气失降故喘；邪热随阳明经别上扰于心，致心中闷满则恶人烦扰。若邪热进一步影响五脏而出现神昏发狂等症，则说明邪气深入，病情严重，甚至死亡。若病变仅限于经脉，则说明正气未衰，邪气有外达之机，故曰"则生"。

在阳明病严重的时候，可以表现多方面的证候，但皆由热邪炽盛所致。如：阳主动，脾胃主四肢，阳明热甚则四肢盛实，故能登高；阳明主肌肉，阳热炽盛于身，故弃衣而走；阳明邪热上扰于心，使心神不守、神识错乱，故妄言骂詈，不避亲疏，不欲饮食，妄走而歌。

【按语】

《内经》中关于经络病机的论述很多，本段仅举例介绍了足阳明经脉证候的机理，至于其他内容，可参看本书第三章"十二经脉"部分。

※（二十六）《素问·阴阳应象大论》：风胜[1] 则动[2]，热胜则肿[3]，燥胜则干，寒胜则浮[4]，湿胜则濡泻[5]。

【词解】

1. 胜　偏盛、太过的意思。

2. 动　作动摇、振掉讲。

3. 肿　红肿、痈肿的意思。

4. 浮　此处作胀满、浮肿讲。

5. 濡泻　王冰说："以湿内盛而泻，故谓之濡泻。"

【释义】

提要：本段说明五气太过所致的病证。

风性主动，风气通于肝，而肝主筋。风邪太过则伤肝，就能发生筋膜失常的震颤、抽搐，风邪上扰的眩晕等动摇不定的病证。热邪偏盛，壅遏于肌肤，以致荣卫稽留，则聚为痈肿。燥气太过，伤精耗血，可以导致津液枯涸，皮肤干涩一类的病证。寒为阴邪，其性主凝敛。寒气太过，则阳气不运，水湿不化，可以发生虚胀浮肿之类的病证。脾属湿土，若湿气太胜则脾阳被困，运化无权而水谷不分，以致水湿趋于肠道，发生泄泻等病证。

【按语】

本段原文明确地指出了五气太过致病所出现的主要特征，使我们在临床时，能从复杂的症状中执简驭繁地探求疾病的原因。但这里也应该明确：动、肿、干、浮、泄等证候特征的产生，并非单由某气太过所致，如不独湿邪可以致泄，风、寒、暑、热等邪都可以致泄。以上只是指出五气致病的一般规律罢了。

小 结

本章介绍了《内经》中有关病机的原文共二十六段，分为"阴阳失调""邪正虚实"和"脏腑、经络、六气病机"三部分加以阐释。

阴阳两方面的相对平衡和协调是维持人体健康的基本条件，所以说"阴平阳秘，精神乃治"，"内外调和，邪不能害。"如果阴阳失调，即阴阳的相对平衡被破坏而导致阴阳的偏盛偏衰，则是人体患病的基本病机之一，所以说"阳虚则外寒，阴虚则内热，阳盛则外热，阴盛则内寒"，"阴阳离决，精气乃绝"等。但是，在阴阳这对矛盾中，《内经》更加强调阳在人体中的主导作用，例如"凡阴阳之要，阳密乃固"，"阳气者，若天与日，失其所，则折寿而不彰"等，并论述了因阳气虚弱或偏亢所产生的一系列病证。

疾病的发生和变化主要取决于人体正气和致病邪气两方面的力量对比状况，即所谓"邪正消长"。在一般情况下，正气的一方起着决定性的作用，所以，"正气存内，邪不可干""风雨寒热，不得虚，邪不能独伤人"，"此必因虚邪之风，与其身形，两虚相得，乃客其形"。说明了邪气是外因、是条件，正气是内因、是根据，邪气只有在人体正气不和的情况下才能致病。人体患病时，其性质可分为虚证、实证两大类。"邪气盛则实，精气夺则虚"，说明正邪两方在疾病中的地位决定着疾病的性质。疾病的转归也取决于正邪斗争的结果，正旺邪衰则病退，邪盛正伤则病进，所以"朝则人气始生，病气衰，故旦慧；日中人气长，长则胜邪，故安；夕则人气始衰，邪气始生，故加；夜半人气入藏，邪气独居于身，故甚也"。关于病邪的分类，《内经》是从阴阳两方面论述的，例如："夫邪之生也，或生于阴，或生于阳，其生于阳者，得之风雨寒暑，其生于阴者，得之饮食居处、阴阳喜怒。"说明感受六淫，为外来之邪，属阳；饮食、情志、劳逸等，可成为内伤之邪，属阴。而在内伤方面，又分别介绍了各种病因致病的机理，例如："怒则气上，喜则气缓，悲则气消，恐则气下""惊则气乱，劳则气耗，思则气结""久视伤血，久卧伤气，久坐伤肉，久立伤骨，久行伤筋""有所堕坠，恶血留内"等。病邪侵入人体后的传变是有一定的规律的，"百病之始生也，必先于皮毛，邪中之则腠理开，开则入客于络脉，留而不去，传入于经，留而不去，传入于腑，廪于肠胃"，就是外感病邪由表入里的一般规律。

祖国医学的病机理论是建立在脏象、经络学说等基础之上的，因此，学习和掌握脏腑、经络、六气等总的病机，可以普遍指导对疾病的辨证。这里，着重介绍了著名的"病机十九条"，它主要阐述了五脏和六气病机，为临床所常用，其中应注意领会同一病证，可由多种病因病机产生，而同一病因病机可产生多种病证的原则。其次，关于五脏六腑的常见证候，足阳明经的病证机理和五气致病特点等，仅是举例示人以法而已，我们应着重领会其精神，即辨别各种证候的方法，而不可拘泥原文某些字句。

总之，《内经》对病机的论述甚详，散见于各篇，为了学习方便，我们分三类选编了以上原文。在学习时，不仅应把这三部分贯穿起来，也应把前面的三章和后面的"病证"章有机地联系起来，才能融会贯通，掌握要领。

第五章 病 证

概 述

病证，是指疾病及其证候。由致病因素在人体产生各种病理变化而引起不同的疾病，每种疾病都具有特定的证候。因此，凡病都有一定的病因、病理和证候，而证候又是分析判断疾病病机的主要依据。上一章病机，主要是关于发病、病因病理和病邪传变等一般规律的综合性论述，本章病证则是分别讨论部分常见疾病的病因病机、证候特点以及治法方药等。

《内经》中不仅载有百余种病证的名称，而且有不少病证的专论，如《热论》《咳论》《痹论》《痿论》《举痛论》等等，都是前人对具体病证的理论认识和实践经验的总结。虽然在《内经》以后的长期实践中，对于疾病的认识在不断地深化着，但是，今天学习和研究《内经》有关病证的论述，特别是对具体病证的整体认识和治疗法则，仍然具有重要的现实指导意义。

※（一）《素问·热论》：黄帝问曰：今夫热病[1]者，皆伤寒[2]之类也。或愈或死，其死皆以六、七日之间，其愈皆以十日以上者，何也？不知其解，愿闻其故。岐伯对曰：巨阳者，诸阳之属也，其脉连于风府，故为诸阳主气也[3]。人之伤于寒也，则为病热，热虽甚不死，其两感[4]于寒而病者，必不免于死。

【词解与校勘】

1. 热病　感受外邪而致发热的疾病。

2. 伤寒　指广义的伤寒，即外感病的总称。

3. 巨阳者……故为诸阳主气也　丹波元简说："滑本，此二十字移于'伤寒一日巨阳受之'之下，徐本同，文义顺承，为胜。"据此，拟移于下段条文中解释。

4. 两感　表里受邪，两经同时发病。

【释义】

提要：本段概要地指出了热病所属的范畴及其预后。

一般说来，外感的发热疾病，都属于广义伤寒的范畴，所以其后的《难经·五十八难》说："伤寒有五，有中风，有伤寒，有湿温，有热病，有温病。"伤寒热病的预后，与感邪之多少，正气被伤的程度有关。如因外寒束表，郁遏阳气而发热的，正未大伤，虽发热甚也不致产生不良预后；若属表里同时受邪而发病的所谓两感证，则感邪较甚，正气受伤严重，所以多预后不良。

※（二）帝曰：愿闻其状。岐伯曰：伤寒一日巨[1]阳受之，故头项痛，腰脊强。二日阳明受之，阳明主肉，其脉挟鼻络于目，故身热目疼而鼻干，不得卧也。三日少阳受之，少阳主胆[2]，其脉循胁络于耳，故胸胁痛而耳聋。三阳经络皆受其病，而未入于脏[3]者，故可汗而已。四日太阴受之，太阴脉布胃中，络于嗌，故腹满而嗌干。五日少阴受之，少阴脉贯肾，络于肺，系舌本，故口燥舌干而渴。六日厥阴受之，厥阴脉循阴器而络于肝，故烦满而囊缩。三阴三阳，五脏六腑皆受病，营卫不行，五脏不通，则死矣。

【词解与校勘】

1. 巨　丹波元简说："巨，甲乙作太，下同。"

2. 主胆　据《新校正》引全元起本及《甲乙经》卷七第一上、

《太素》卷二十五《热病决》皆作"主骨"，方于上文"阳明主肉"文例相合，并于《灵枢·经脉》中"是主骨所生病者"内容一致。

3. 脏　应据《新校正》引全元起本及《甲乙经》卷七第一上、《太素》卷二十五《热病决》改为"腑"字。

【释义】

提要：本段与下段原文，具体阐述伤寒的传变、证候及预后。

足太阳膀胱经循行背部，是诸阳经所会属的地方，因其经脉连于督脉的风府，而督脉总督一身之阳经，所以太阳经能主持诸阳之气。足太阳膀胱之气外应毫毛而主表，寒邪伤人，首先侵犯太阳，足太阳经从头项下肩髆，挟脊抵腰中，因此出现头项、腰脊强痛的证候。

阳明的经气外应肌肉，肌肉在皮肤的里层，太阳的邪气不解，便传入阳明。阳明的经气被邪气郁遏，可出现周身的肌肤发热，足阳明经起于鼻旁，交于鼻茎，绕络于目内眦，邪气侵入足阳明经变化为热，所以出现目痛、鼻干的证候；热邪循阳明经上扰心神，就会出现不得安卧而失眠的证候。

少阳的经气外应于骨，骨在肌肉之里，所以阳明之后，为少阳受邪。其脉从耳后入耳中，循行胸胁，因此邪入足少阳经脉，会出现胸胁痛、耳聋的证候。

总之，三阳经受病，病邪尚在形体的外表和经络，而没有入于所属之腑者，可用发汗散邪的方法治疗。

少阳的病邪不解，便传入太阴，足太阴经入腹，属脾络胃，上膈，挟咽，故热邪侵入足太阴经，便会出现腹部胀满，咽嗌干燥的证候。

太阴的病邪不解，便传入少阴，足少阴经从肾上贯肝膈，入肺中，循喉咙，系舌本，故热邪侵入足少阴经，便出现口燥舌干而渴的证候。

少阴的病邪不解，便传入厥阴，足厥阴肝主筋，其脉绕阴器抵小腹，挟胃，属肝络胆，上贯膈，布胁肋，热邪入于足厥阴经，所以出现阴囊收缩，胸膈烦闷的证候。

如果三阴三阳，五脏六腑都受到病邪的严重伤害，以致营卫阻滞，脏气闭塞，就会导致死亡。

第五章　病　证

（三）其不两感于寒者，七日巨阳病衰，头痛少愈。八日阳明病衰，身热少愈。九日少阳病衰，耳聋微闻。十日太阴病衰，腹减如故，则思饮食。十一日少阴病衰，渴止不满[1]，舌干已而嚏。十二日厥阴病衰，囊纵少腹微下[2]，大气[3]皆去，病日已矣。

【词解与校勘】

1. 不满　丹波元简说："《甲乙》《伤寒例》并无不满二字，按上文不言腹满，此必衍文。"

2. 囊纵少腹微下　《太素》卷二十五《热病决》，《病源》卷七《伤寒候》作"囊从少腹微下"，可从之。

3. 大气　指六淫邪气。

【释义】

提要：见上文。

上述的六淫病证，在正邪相争的传变过程中，如果不属于两感，正气能抗邪外出，病情就会逐步减轻。当太阳的病邪衰退时，头痛减轻，阳明的病邪衰退时，身热减轻；少阳的病邪衰退时，耳聋渐渐好转；太阴的病邪衰退时，腹满渐消，食欲增加；少阴的病邪衰退时，口渴和舌干的证候消失，并出现阳气和利的喷嚏；厥阴的病邪衰退时，阴囊松弛，而从少腹稍下降，如果外邪逐步祛除，则疾病将日趋痊愈。

【按语】

关于伤寒传变的日期，方有执在《伤寒条辨》中说："一日、二日、三四五六日，犹言第一、第二、第三四五六之次第也。大要譬如计程，如此立个前程的期式约摸耳，非计日以限病之谓。"对传变与否的判断，张仲景也早以明确指出要以临床表现为依据，他说："伤寒二、三日，阳明、少阳证不见者，为不传也。"对这一类问题，我们学习时应着重领会其原则精神，绝不能"胶柱鼓瑟""食古不化"。

※（四）帝曰：治之奈何？岐伯曰：治之各通其脏脉[1]，

病日衰已矣。其未满三日者，可汗而已；其满三日者，可泄² 而已。

【词解】

1. 脏脉　指脏腑经脉。

2. 泄　即泄下法。

【释义】

提要：本段概要指出伤寒病实证期的治疗法则。

伤寒之证，系外邪由经脉而至脏腑，阻遏气机为病，治之当去其邪，以通达脏腑经脉之气为基本原则。病邪外束肌表者，可用汗法，使邪从表解；病邪留结在里者，可用泄下法，使邪从里解。

【按语】

按照本论，未满三日者是病在三阳经，已满三日者为病在三阴经，以此分汗下，似难与后世理论实践恰合，所以丹波元简说："本经所论三阴病者，即仲景所谓阳明胃家实证，故下文云'其满三日者，可泄而已'。仲景所论三阴病者，乃阴寒之证，此本经所未言及。"由此可见，本段未满三日为邪在表，已满三日为邪在里，同时也说明历代医家对疾病的认识是在不断深化和发展的。

（五）帝曰：其病两感于寒者，其脉应与其病形何如？岐伯曰：两感于寒者，病一日，则巨阳与少阴俱病，则头痛口干而烦满；二日，则阳明与太阴俱病，则腹满身热，不欲食，谵言¹；三日，则少阳与厥阴俱病，则耳聋，囊缩而厥²。水浆不入，不知人，六日死。帝曰：五脏已伤，六腑不通，荣卫不行，如是之后，三日乃死，何也？岐伯曰：阳明者，十二经脉之长也，其血气盛。故不知人三日，其气乃尽，故死矣。

【词解】

1. 谵言　即谵语。

2. 厥　这里指手足厥冷，是阴阳之气不相顺接所致。

【释义】

提要：本段阐述两感证的证候及预后。

由于人体的正气不足，不能抵御外邪，所以邪气侵袭人体后，便形成表里俱病的两感证。太阳与少阴相表里，同时受邪而病，则头痛，口干，烦闷等两经证候并见；阳明与太阴同时受邪而病，则腹部胀满，不思饮食，身热，谵语等两经证候并见；少阳与厥阴同时受邪而病，则耳聋，囊缩，手足逆冷等两经证候并见。

两感证传遍三阳三阴，则五脏俱伤，六腑不通，荣卫不行，若出现昏不知人，水浆不入的话，属于重笃的病证。如果再过三天，则从阳明胃中来的血气渐致耗尽，所以会引起死亡。

（六）凡病伤寒而成温者，先夏至日者为病温，后夏至日者为病暑。

【释义】

提要：本段概要地指出了伏气温病及其命名。

冬天感受寒邪而即发者为伤寒（即狭义伤寒），不即发者，伏藏体内，蕴结至春夏则转化成温热病。这种温热病可按照发病的季节命名，在夏至前发病的称为温病，在夏至以后发病的称为暑病。

（七）帝曰：热病已愈，时有所遗[1]者，何也？岐伯曰：诸遗者，热甚而强食之，故有所遗也。若此者，皆病已衰，而热有所藏，因其谷气相薄，两热相合，故有所遗也。帝曰：善。治遗奈何？岐伯曰：视其虚实，调其逆从[2]，可使必已矣。帝曰：病热当何禁之？岐伯曰：病热少愈，食肉则复[3]，多食则遗，此其禁也。

【词解】

1. 遗　犹余也。指余邪未尽，迁延不愈。

2. 逆从　作补虚泻实讲。

3. 复　指疾病复发。

【释义】

提要：本段阐述热病"遗""复"的原因、病理及治疗。

当热邪亢盛的时候，勉强进食，则水谷化生的阳气与热邪相合，或热病已衰，而进食不当，谷气与余热相合，留恋不去，都可形成遗热不愈的病证。治疗时，应根据病情的虚实进行适当调理。

肉性肥腻，"肥则令人内热"（《素问·奇病论》），所以热病初愈的时候，过早地食用肥腻肉食，就会助长热邪而导致热病的复发，称为食复。即使一般的饮食，如果吃的量过多，也会引起余热留恋不去。因此，食肉和多食是热病后期应注意的饮食禁忌。

（八）《素问·评热病论》：黄帝问曰：有病温者，汗出辄[1]复热，而脉躁疾不为汗衰，狂言不能食，病名为何？岐伯对曰：病名阴阳交[2]，交者死也。帝曰：愿闻其说。岐伯曰：人所以汗出者，皆生于谷，谷生于精。今邪气交争于骨肉而得汗者，是邪却[3]而精胜也。精胜则当能食，而不复热，复热者，邪气也。汗者，精气也，今汗出而辄复热者，是邪胜也。不能食者，精无俾[4]也。病而留者，其寿可立而倾[5]也。且夫热论[6]曰：汗出而脉尚躁盛者死。今脉不与汗相应，此不胜其病也，其死明矣。狂言者，是失志[7]，失志者死。今见三死，不见一生，虽愈必死也。

【词解】

1. 辄　即时。

2. 阴阳交　叶天士说："交者，阴液外泄，阳邪内陷。"

3. 却　退却。

4. 精无俾　俾，补益也。汪机说："愚谓谷气化为精，今不能食，则精无所俾益。"

5. 倾　崩溃的意思。此处作夭折解。

6. 热论　当指《灵枢·热病》。

7. 失志　神志失常。

【释义】

提要：本段阐述热病中的"阴阳交"证，包括病证、病机和预后。

在温病的过程中，出现汗出而发热、脉躁、狂言、不能进食等证候，称为"阴阳交"证，预后是不良的。其病机为正不胜邪，热邪陷入阴分，以致精气不能内守而外泄，所以属于温病的逆证。

汗液化生于水谷的精气，外邪侵入人体与精气相争，精气胜于邪气，则汗液外达，邪气便随之外散，所以汗出之后，应能进饮食，不复发热。如果邪气胜于精气，则热邪深入阴分，迫使精气外泄而汗出，以致精气更伤，所以汗出而复发热，不能进食。这是热陷精伤的逆证之一。

邪正相争，正气胜邪，应表现为汗出脉静。若汗后脉象仍躁动盛大，脉证不符，是邪热内陷，正气大伤的表现，属热陷精伤的逆证之二。

人的神志和精气是相互依存的，心主血藏神，汗为心液，精气因热迫为汗而外泄，则心神失守，故出现言语狂妄、神志错乱的证候，神志昏乱，则生命无主，所以汗后出现狂言失志，是热陷精伤的逆证之三。

总之，如果出现了汗后辄复热、脉躁盛、狂言失志这三种危候，而见不到一点生机，即使可能出现暂时好转的假象，但结果往往是险恶的。

※（九）《素问·欬论》：黄帝问曰：肺之令人欬[1]，何也？岐伯对曰：五脏六腑皆令人咳，非独肺也。帝曰：愿闻其状。岐伯曰：皮毛者，肺之合也，皮毛先受邪气，邪气以从其合也，其寒饮食入胃，从肺脉上至于肺则肺寒，肺寒则外内合

邪，因而客之，则为肺咳。五脏各以其时受病，非其时各传以与之[2]。……帝曰：何以异之？岐伯曰：肺咳之状，咳而喘息，有音，甚则唾血；心咳之状，咳则心痛，喉中介介如梗状，甚则咽肿喉痹；肝咳之状，咳则两胁下痛，甚则不可以转，转则两胠[3]下满；脾咳之状，咳则右胁下痛，阴阴[4]引肩背，甚则不可以动，动则咳剧；肾咳之状，咳则腰背相引而痛，甚则咳涎。

【词解】

1. 欬　音概，与"咳"通用。以下均用咳。

2. 非其时各传以与之　张志聪说："五脏各以所主之时而受病，如非秋时则五脏之邪，各传与之肺而为邪也。"

3. 胠　音区，指腋下、胁上空软部分。

4. 阴阴　即隐隐之意。

【释义】

提要：本段讨论咳嗽与脏腑的关系以及五脏咳的证候。

咳虽属于肺，但是五脏六腑都能导致咳嗽。因为肺主一身之气，为百脉所朝会，所以五脏六腑感受了病邪，都可以传移于肺而引起咳嗽。肺合皮毛，外邪可以从皮毛侵入肺中；肺脉循胃上膈属肺，若寒冷饮食进入胃腑，寒气可以从肺脉侵入肺中。肺属清金，其性恶寒，内外寒邪侵入肺中，导致肺气宣发肃降失职，便形成咳嗽。其他四脏受邪，传之与肺，亦可引起咳嗽。

五脏受邪致病，都有一定的证候。肺主气，司呼吸，邪气壅聚于肺，所以咳而喘急有音，甚至肺络受伤，出现痰唾带血。

心脉起于心中，出属心系，上挟咽，所以由心脏受邪移传于肺的咳嗽，伴有心痛，喉中梗阻不利，甚至可以引起咽喉肿痛、闭塞等证候。

肝脉布胁肋，所以肝邪传肺的咳嗽，伴有两胁下痛，甚至因痛而不能左右转动，勉强转动则两胠下亦胀满不适。

脾脏居中，而行气于右。脾气通于肺，肺之俞在背。所以脾邪传肺的咳嗽，伴有右胁下痛，并隐隐牵引肩背疼痛，痛甚则不可以动，动则气逆而咳剧。

肾脉贯脊，肾邪传肺的咳嗽，伴有腰背牵引疼痛。肾主津液，其脉入肺中，循喉咙挟舌本，所以病情严重时可咳唾涎水。

※（十）帝曰：六腑之咳奈何？安所受病？岐伯曰：五脏之久咳，乃移于六腑。脾咳不已，则胃受之，胃咳之状，咳而呕，呕甚则长虫[1]出；肝咳不已，则胆受之，胆咳之状，咳呕胆汁；肺咳不已，则大肠受乏，大肠咳状，咳而遗失[2]；心咳不已，则小肠受之，小肠咳状，咳而失气，气与咳俱失[3]；肾咳不已，则膀胱受之，膀胱咳状，咳而遗溺；久咳不已，则三焦受之，三焦咳状，咳而腹满，不欲食饮。此皆聚于胃、关于肺[4]，使人多涕唾而面浮肿气逆也。

帝曰：治之奈何？岐伯曰：治藏者，治其俞[5]；治腑者，治其合[6]；浮肿者，治其经[7]。

【词解与校勘】

1. 长虫　即蛔虫。

2. 遗失　失，《甲乙经》卷九第三作矢。矢与"屎"通。遗矢，指咳嗽时大便失禁。

3. 气与咳俱失　《病源》卷十四《咳嗽病诸候·咳嗽候》作"气者与咳俱出"，即咳嗽与矢气同时出现。

4. 此皆聚于胃、关于肺　张介宾说："此下总结诸咳之证，……以胃为五脏六腑之本，肺为皮毛之合，如上文所云皮毛先受邪气，及寒饮食入胃者，皆肺胃之候也。"

5. 治其俞　张志聪说："咳在五脏，当治其俞，五脏之俞皆在于背。"

6. 治其合　张志聪说："合治内腑，故咳在六腑者，取之于合，胃合入于三里，大肠合入于巨虚上廉，小肠合入于巨虚下廉，三焦合入于委阳，膀胱合入于委中央，胆合入于阳陵泉。"

7. 治其经　张志聪说："浮肿者，取肺胃之经脉以治之。"

【释义】

提要：本段主要论述六腑咳的证候及咳证的针刺法则。

脏和腑是表里相合的。五脏久咳不愈，其病邪可通过经脉传移于相表里的腑，而形成六腑咳。脾咳不愈，传移于胃，导致胃气上逆，证见咳而呕吐；若因严重呕吐而致蛔虫上窜，可出现吐蛔虫的证候。肝咳不已，传移于胆，导致胆失和降，证见咳而呕吐胆汁。肺咳不已，传移大肠，导致大肠传导失常，可出现咳而时有大便失禁的证候。心咳不已，传移于小肠，若导致小肠气机不调，则咳而出现矢气的证候。肾咳不已，传移于膀胱，导致膀胱藏津化气功能失常，便可出现咳而遗尿的证候。久咳不已，传移三焦，则上中下俱病，出纳升降气机受阻，故出现腹满、不欲食饮的证候。

凡咳之证，多因寒饮食入胃和皮毛受邪传之于肺，内外合邪为病。肺失肃降，津液停聚，所以多咳出痰涎；胃脉循行面颊，肺胃之气上逆，因此咳甚多出现颜面浮肿的证候。

咳证之治，五脏咳，分别取背部五脏的俞穴以调脏气；六腑咳，取六腑的合穴以和腑气；兼有浮肿的，从肺胃二经取穴以理经气。

※（十一）《素问·水热穴论》：黄帝问曰：少阴何以主肾？肾何以主水？岐伯对曰：肾者，至阴也，至阴者，盛水也。肺者，太阴也；少阴者，冬脉也，故其本在肾，其末在肺，皆积水也。帝曰：肾何以能聚水而生病？岐伯曰：肾者，胃之关也[1]。关门不利，故聚水而从其类也。上下溢于皮肤，故为胕肿[2]，胕肿者，聚水而生病也。帝曰：诸水皆生于肾乎？岐伯曰：肾者，牝[3]脏也。地气上者[4]属于肾，而生水液也，故曰至阴。勇而劳甚则肾汗[5]出，肾汗出逢于风，内不得入于脏腑，外不得越于皮肤，客于玄府，行于皮里，传为胕肿，本之于肾，名曰风水。所谓玄府者，汗空也。

【词解】

1. 肾者，胃之关也　肾主二阴，水谷入于胃，而出于二阴，所以称肾为胃之关。

2. 胕肿　即浮肿。

3. 牝　音聘，阴也。牡为阳，与其相对。

4. 地气上者　指肾居下焦而为水脏，主气化而升津液。

5. 肾汗　《素问·经脉别论》："持重远行，汗出于肾。"肾主劳作，因体劳过甚而出的汗，名肾汗。

【释义】

提要：本段论述水肿与肺肾的关系以及风水的病因、病机。

肾为水脏，主津液，位于人体下部，旺于冬令，因此足少阴肾有至阴、冬脉的称号。肺居上焦，主肃降，通调水道；肾脉从肾上贯肝膈，入肺中。肾中水气上逆于肺，则肺气不行，积水为病。所以说，水病的根本在肾，其末在肺。

肾居下焦，与膀胱相表里，主化气行水，开窍于二阴；胃主受纳，为水谷之海。水谷的受纳在于胃，水液的输出主于肾，所以称肾为胃的关口。若肾不能化气行水，便会聚积水液而为病，所以说"关门不利，聚水而从其类"。肺病于上，则不能通调水道，肾病于下，则不能化气行水，以致上下水液停聚，泛溢皮肤形成浮肿，这就是"胕肿者，聚水而生病也"的意思。

肾为阴脏，水属阴气。肾司气化而升津液，故水气上逆产生的水病，均属于肾。肾居下焦而为水脏，故属至阴。劳力太过，则汗出于肾。如果肾汗出而外感风邪，以致水液既不能内入脏腑，又不能外越皮肤，则潴留于皮内肌腠之间而形成浮肿。由于本病是汗出于肾，风薄于外所致，因而称为风水。

　　※（十二）故水病，下为胕肿大腹，上为喘呼不得卧者，标本俱病。故肺为喘呼，肾为水肿，肺为逆不得卧，分为相输

俱受者[1]，水气之所留也。

【词解】

1. 分为相输俱受者　高士宗说：“分为相输，谓肾气上升，肺气下降，上下分行，相为输布，今俱受病者，乃水气之所留聚也。”

【释义】

提要：本段概要说明水病标本俱病的病理表现。

肾位下焦，主化气行水；肺位上焦，主肃降以通调水道。肾病气化失司，水液停留泛溢，则为胕肿、大腹；水邪上逆犯肺，肃降失职，便出现呼吸喘急、气逆不能平卧的证候。肺肾两脏，肾为本，肺为标，今标本俱病，以致水气不能正常运行，因而留于体内形成水病。

※（十三）《素问·汤液醪醴论》：帝曰：其有不从毫毛而生，五脏阳以[1]竭也，津液充郭[2]，其魄独居[3]，孤精于内，气耗于外，形不可与衣相保[4]，此四极急而动中[5]，是气拒于内而形施于外。治之奈何？岐伯曰：平治于权衡[6]。去宛陈莝[7]，微动四极，温衣，缪刺其处[8]，以复其形；开鬼门[9]，洁净府[10]，精以时服[11]，五阳已布，疏涤五脏，故精自生，形自盛，骨肉相保，巨气[12]乃平。

【词解】

1. 以　张介宾说：“以，作已。”

2. 郭　张介宾说：“郭，形体胸腹也。胀论云，夫胸腹，脏腑之郭也。”

3. 其魄独居　张介宾说：“魄者阴之属，形虽充而气则去，故其魄独居也。”

4. 形不可与衣相保　保，全也。指形体肿满，不能与原来穿的衣服相合。

5. 此四极急而动中　指外为四肢肿急，而内则动中喘息。

6. 平治于权衡　通过治疗使形气协调，阴阳平衡。

7. 去宛陈莝　宛，读"郁"。去宛陈，《灵枢·小针解》："宛陈则除之者，去血脉也。"《素问·针解》："苑（同宛）陈则除之者，出恶血也。"莝，疑为错文。

8. 缪刺其处　张介宾说："缪，异也，左病刺右，右病刺左，异其处，故曰缪刺。"

9. 开鬼门　即开启汗孔。

10. 洁净府　即疏利膀胱。

11. 精以时服　张介宾说："水气去则真精服。服，行也。"

12. 巨气　马蒔说："巨气，大气也，即正气也。"

【释义】

提要：本段阐述阳虚水肿的病机证治。

水肿如果不是感受外邪所引起的，那就多因五脏阳气衰竭所致。阳化气行津，阳气衰竭必然导致津液停聚，若溢于胸腹、体表则形成水肿。魄附于形，水肿则形独盛而气已衰，所以说"其魄独居"。由于内之阴精不能化气则为"孤精"，外之阳气乏源而更加耗伤，必然水邪充斥以致形体肿大而与衣不相合。水邪泛溢，内则气机格拒而动中喘息，外则津液充郭而四肢肿急。

这种水肿病的治疗，总的原则是要祛邪扶正，使五脏的阳气恢复正常。可以运用去恶血、运动四肢、温暖形体和宣通络脉的缪刺等外治法，以初步减轻外形的肿胀，然后再使在表的水气从汗而散，在里的水气从小便而利。这样，就能使充塞胸腹的水气疏通，人身的精气流行，五脏的阳气布达，从而精气化生，形体壮盛，骨肉相称，则人体的正气逐渐恢复而疾病痊愈。

【按语】

《内经》中不仅多处提到过"去宛陈"除恶血的疗法，而且认为可以用作补虚泻实的先期治疗手段。例如《素问·三部九候论》指出："必先度其形之肥瘦，以调其气之虚实，实则泻之，虚者补之，必先去其血脉而后调之，无问其病，以平为期。"这是一种有待进一步研究的疗法。其具体方法除了针刺放血外，也可理解为包括活血祛瘀的药物疗法。现在，应用活血祛淤法有效地治疗顽固性水肿及多种疑难病证，其理论渊源与《内经》"去宛陈"除恶血之法当是有联系的。

※（十四）《素问·腹中论》：黄帝问曰：有病心腹满，旦食不能暮食[1]，此为何病？岐伯对曰：名为鼓胀[2]。帝曰：治之奈何？岐伯曰：治之以鸡矢醴[3]，一剂知，二剂已[4]。帝曰：其时有复发者，何也？岐伯曰：此饮食不节，故时有病也。虽然其病且已时，故当病气聚于腹也。

【词解】

1. 旦食不能暮食　旦，早上；暮，晚上。

2. 鼓胀　其证心腹胀满如鼓，所以名鼓胀。

3. 鸡矢醴　矢同屎；醴，即有滓酒。鸡矢醴，是用雄鸡干屎炒黄布包，以酒炖服。

4. 一剂知，二剂已　知，可理解为见效；已，可理解为病愈。

【释义】

提要：本条阐述鼓胀病的证候及治疗方法。

脾居腹中，邪气内伤于脾，留滞于中，则心腹胀满。早上阳气方长，谷气易于消化，所以能食；晚上阴气渐盛，谷气难于消化，所以不能食。治疗用鸡矢醴方，鸡矢消积下气，通利大小便，醴酒走血脉以行药势，合以攻伐腹内的实邪，故服一剂即见好转，再服一剂则可治愈。鼓胀病的复发，多是病愈之后，中气不健，饮食不节，复伤脾胃，导致邪气留聚于腹的缘故。

（十五）《素问·痹论》：黄帝问曰：痹[1]之安生？岐伯对曰：风寒湿三气杂至[2]，合而为痹也。其风气胜者为行痹，寒气胜者为痛痹，湿气胜者为着痹也。

【词解】

1. 痹　痹者，闭也。肢体因邪气阻闭所发生的疼痛、麻木不仁、活动不便，或内脏因邪气阻闭所形成的各类病证，都称为痹。这里主要指前者。

2. 杂至　邪气先后错杂而至。

【释义】

提要：本段阐述痹证的病因及分类。

在生理状况下，营卫气血是不断运行于内部的五脏六腑和外在的四肢百骸的。如果风寒湿三气侵袭人体，就会导致经络闭塞、气血运行阻滞，从而发生肢体疼痛、顽麻等证候。风为阳邪，其性善动，所以风邪偏盛的，便形成游走疼痛的行痹；寒为阴邪，其性凝结收引，所以寒邪留于肌肉筋骨之间，则筋脉拘挛，气血凝滞，从而形成以疼痛为主的痛痹，湿邪属阴，其性粘滞重着，所以湿邪偏盛的，就会形成沉重而痛、部位固定不移、缠绵难愈为特征的着痹证。

※（十六）帝曰：痹，或痛，或不痛，或不仁；或寒，或热，或燥，或湿，其故何也？岐伯曰：痛者，寒气多也，有寒故痛也，其不痛不仁者，痛久入深，营卫之行涩，经络时疏[1]，故不通[2]，皮肤不营，故为不仁；其寒者，阳气少，阴气多，与病相益，故寒也；其热者，阳气多，阴气少，病气胜，阳遭阴[3]，故为痹热；其多汗而濡者，此其逢湿甚也，阳气少，阴气盛，两气相感[4]，故汗出而濡也。帝曰：夫痹之为病，不痛何也？岐伯曰：痹在于骨则重，在于脉则血凝而不流，在于筋则屈不伸，在于肉则不仁，在于皮则寒，故具此五者，则不痛也。凡痹之类，逢寒则虫[5]，逢热则纵。

【词解与校勘】

1. 疏　空虚也。

2. 不通　《甲乙经》卷十第一下作"不痛"，当从之。

3. 阳遭阴 当据《甲乙经》卷十第一下改为"阳乘阴"。阳气胜过阴邪。

4. 两气相感 张介宾说："两气者，寒湿两气也。《脉要精微论》曰：阴气有余，为多汗身重，其义即此。"

5. 虫 《甲乙经》卷十第一下作"急"。当从之。

【释义】

提要：本段阐述痹病的各种证候、机理以及变化特点。

痛为寒气多，因寒胜则经脉凝涩，血行阻滞，不通则痛。若痹痛日久，邪气深入，正气受损，以致营卫运行滞涩，经络空虚，则反可表现为不痛；血气衰少，不能充养肌肤，则皮肤麻木不仁。正常人的阳气和阴气是相对平衡的，如果人体的阳气衰少，阴气偏胜，阴气与外感的寒邪相合，便出现肢体寒冷的证候。如果人身的阳气多，阴气少，阳胜于阴，则邪气从阳化热，而出现肢体发热的证候。要是人身的阳气衰少，阴气偏胜，而又感受了外界湿邪，则阴寒之气与湿邪相合，以致阳气不能卫外，便表现为汗出而皮肤湿润的证候。

痹病日久，病变可传至皮脉肉筋骨各部分，以致出现骨骼沉重，血脉凝涩，筋脉绌急，肌肉不仁，皮肤寒冷等正虚邪着的病证。由于正气虚怯，不能与邪气相争，其病反而不痛，所以说"具此五者则不痛也"。寒气凝敛收引，热性蒸发弛缓，所以痹病遇到寒冷气候，则筋脉挛急而病情加重，遇到温暖气候，则筋脉弛缓而病情减轻。

※（十七）《素问·举痛论》：经脉流行不止，环周不休。寒气入经而稽迟[1]，泣而不行，客于脉外则血少，客于脉中则气不通，故卒然而痛。……寒气客于脉外则脉寒，脉寒则缩蜷[2]，缩蜷则脉绌[3]急，则外引小络，故卒然而痛，得炅则痛立止。因重中于寒，则痛久矣。

【词解】

1. 稽迟 《说文》："稽，留止也。"迟，滞缓也。

2. 蜷　音权，虫行诘屈也。

3. 绌　屈曲也。

【释义】

提要：论述寒邪客于经脉内外致痛的机理和变化特点。

人体经脉中的气血是流行不止、环周不休的。寒邪侵入并留止于经脉，就会使气血凝涩而运行不畅。如果寒邪客于脉外，则经脉缩蜷不舒，运行的气血减少，加之脉管屈曲挛急，牵引小络，从而突然发生疼痛；如果寒邪客于脉中，则血脉凝泣，血气不通，也会发生突然疼痛。得热则寒气去、挛急缓、血气行，故其痛立止。如果反复感受寒邪，以致人体阳气损伤难复，则疼痛日久不愈。

（十八）寒气客于五脏，厥逆上泄[1]，阴气竭，阳气未入[2]，故卒然痛死不知人，气复反则生矣。寒气客于肠胃，厥逆上出，故痛而呕也。寒气客于小肠，小肠不得成聚[3]，故后泄腹痛矣。热气客于小肠，肠中痛，瘅热焦渴，则坚干不得出，故痛而闭不通矣。

【词解】

1. 厥逆上泄　指寒邪厥逆，逼阳上越。

2. 阴气竭，阳气未入　竭，作"遏"字讲。阴气阻遏于里，因而阳气不能入内。

3. 不得成聚　指小肠受盛失职，水谷下趋大肠。

【释义】

提要：本段举例说明邪客脏腑所致痛证的机理。

寒邪侵入五脏，阳气暴伤，寒邪厥逆，逼阳上越，因寒邪独留于内，气机隔不通，阴阳之气不相顺接而突然发生心腹剧痛和神识昏迷的证候，只有阳气来复，才有生机。寒邪侵入肠胃，肠胃气机阻滞，胃气厥逆上行，则出现脘腹疼痛而兼呕吐的证候。寒邪侵入小肠，则受盛之官失职，清浊不分，而水谷直趋大肠，因而发生大便泄泻而腹痛的证候。热邪稽留于小肠，阻遏气机则肠中疼痛，热蕴伤津而焦渴，则大便燥结不得出，更加重腑气的阻塞，所以因热邪而形成的腹痛，多伴有大便闭的证候。

（十九）《素问·痿论》：黄帝问曰：五脏使人痿[1]，何也？岐伯曰：肺主身之皮毛，心主身之血脉，肝主身之筋膜，脾主身之肌肉，肾主身之骨髓。故肺热叶焦，则皮毛虚弱急薄[2]，著[3]则生痿躄[4]也；心气热则下脉[5]厥而上，上则下脉虚，虚则生脉痿，枢折挈[6]，胫纵而不任地也；肝气热则胆泄口苦筋膜干，筋膜干则筋急而挛，发为筋痿；脾气热则胃干而渴，肌肉不仁，发为肉痿；肾气热则腰脊不举，骨枯而髓减，发为骨痿。

【词解】

1. 痿　指四肢萎弱不用的疾患。
2. 急薄　有干枯的意思。
3. 著　热气留著不去。
4. 痿躄　即两足萎弱不能行动的疾患。
5. 下脉　指下肢的血脉。
6. 枢折挈　枢，枢纽，指关节。挈，提挈收持。枢折挈，谓下肢关节失去枢纽和收持的功能。

【释义】

提要：本条论述五体痿的病机和证候。

五腑外合五体。肺朝百脉，输精于皮毛。肺中有热，津液为热邪灼伤，以致肺叶枯焦，不能输精于皮毛，所以出现急薄状态。热邪留着不去，导致阴精亏损不能输于下肢，便可形成两足萎弱不能行动的痿躄证。

心属火，主身之血脉。心气热则火热之气上炎，因而下肢的脉气厥逆上行，以致下脉空虚，失去了濡筋骨、利关节的功能，所以形成两足关节纵缓不能收持的脉痿。

胆附于肝，相为表里，肝气热以致胆气外泄，便出现口苦的病候。肝藏血，外合筋膜，肝气热则灼伤阴血，筋膜失养，而形成筋膜干枯、挛急的筋痿。

脾主为胃行其津液，脾气热财耗伤津液，导致胃中津液不足，故出现胃干而渴。脾胃并主肌肉，脾胃纳运失常，则肌肉无所充养，所以形成肌肉不仁的肉痿。

肾附于腰，肾脉贯脊，肾气热可表现为腰脊不能活动自如，这是由于肾藏精生髓主骨，肾精伤则形成骨枯髓减的骨痿。

※（二十）《素向·厥论》：黄帝问曰：厥之寒热者，何也？岐伯对曰：阳气衰于下则为寒厥，阴气衰于下则为热厥。帝曰：热厥之为热也，必起于足下者，何也？岐伯曰：阻气起于足五指之表，阴脉者，集于足下而聚于足心[1]，故阳气胜则足下热也。帝曰：寒厥之为寒也，必从五指而上于膝者，何也？岐伯曰：阴气起于五指之里[2]，集于膝下而聚于膝上，故阴气盛，则从五指至膝上寒，其寒也，不从外皆从内也。

【词解】

1. 集于足下而聚于足心　丹波元简说："集聚同义。"

2. 五指之里　里，指内侧。足三阴经，起于足趾之内侧，故称阴气起于足五指之里，与上文"阳气起于足五指之表"，即足阳经起于足趾外侧相对应。

【释义】

提要：本段阐述热厥、寒厥的病机及证候特点。

阳气偏虚，便相对地形成阴气偏胜，阴胜则寒，所以阳气衰于下便形成寒厥；阴气偏虚，便相对地形成阳气偏胜，阳胜则热，所以阴气衰于下便形成热厥。足三阳经起于足趾外侧，足少阴经起于足小趾的下方，斜走足心。足少阴经的阴气偏虚，则足三阳经偏胜的阳气陷入阴经，所以热厥的发热始于足下。足三阴经起于足五指而聚集于膝之上下，其阳气衰而阴气胜，则从五指至膝上寒，此寒由内之阳虚所生，非外感寒邪所比，所以说"不从外皆从内也"。

（二十一）《灵枢·邪客》：厥气客于五脏六腑[1]，则卫气独卫其外，行于阳不得入于阴，行于阳则阳气盛，阳气盛则阳跷陷[2]，不得入于阴，阴虚[3]，故目不瞑[4]。黄帝曰：善。治之奈何？伯高曰：补其不足，泻其有余，调其虚实，以通其道[5]，而去其邪。饮以半夏汤一剂，阴阳已通，其卧立至。黄帝曰：善。此所谓决渎壅塞，经络大通，阴阳和得[6]者也。愿闻其方。伯高曰：其汤方以流水千里以外者八升，扬之万遍，取其清五升煮之，炊以苇薪，大沸，置秫米[7]一升，治半夏五合，徐炊，令竭为一升半，去其滓，饮汁一小杯，日三稍益，以知为度。故其病新发者，覆杯则卧，汗出则已矣；久者，三饮而已也。

【词解与校勘】

1. 厥气客于五脏六腑　《甲乙经》卷十二第三"厥"作"邪"字，无"六腑"二字。当从之。

2. 阳气盛则阳跷陷　丹波元简说："《甲乙》陷作满。楼氏云，陷当作满。汪云，大惑论作阳气满则阳跷盛，盛字是。"

3. 阴虚　是阳盛则相对阴虚，阴阳不和也。非单纯阴液亏损之虚。

4. 目不瞑　即不得眠、卧不安。

5. 道　这里指卫气运行之道路。

6. 和得　《甲乙经》卷十二第三作"得和"。当从之。

7. 秫米　张介宾说："秫米，糯小米也，即黍米之类，而粒小于黍，可以作酒，北人呼为小黄米，其性甘粘微凉，能养营补阴。"

【释义】

提要：本条论述失眠证的病机及治法方药。

第五章　病证

人之癔寐，与卫气之行有着直接关系。卫气由阴出阳则人癔，卫气由阳入阴则人寐。由于邪气客于五脏，使卫气但行阳分而不能入阴分，从而导致阳盛而相对的阴虚，阴阳不和就会发生失眠病证。其治法应补其不足，泻其有余，调其虚实，使卫气运行通达，使邪气得以祛除。方用半夏汤，方中半夏和胃散邪以通阴阳，秫米以养营补阴。因为疏利了邪气壅塞，使经络保持通畅，阴阳得以调和，就能恢复正常的睡眠。

半夏汤方，需用长流水八升，扬之万遍，取其上面的五升，以苇薪煮沸后加秫米一升，半夏五合，再慢煎至一升半，去滓，每次一小杯，一天三次调之，服至病愈。新病服药汗出，很快就能入睡；久病要多服几次才能痊愈。

※（二十二）《素问·病能论》：有病怒狂[1] 者，此病安生？岐伯曰：生于阳也。帝曰：阳何以使人狂？岐伯曰：阳气者，因暴折而难决[2]，故善怒也，病名曰阳厥。帝曰：何以知之？岐伯曰：阳明者常动[3]，巨阳少阳不动[4]，不动而动大疾[5]，此其候也。帝曰：治之奈何？岐伯曰：夺其食即已，夫食入于阴，长气于阳[6]，故夺其食即已。使之服以生铁洛为饮，夫生铁洛者，下气疾[7] 也。

【词解】

1. 怒狂 指以善怒而狂乱为主的病证。

2. 暴折而难决 暴，作突然、急剧讲。折，作抑制、挫折解。决，作"通"字讲。暴折而难决，是阳气受到急剧的抑郁而不能通达。

3. 阳明者常动 指阳明脉常有明显的搏动，如冲阳、人迎脉。

4. 巨阳少阳不动 指太阳之委中、昆仑，少阳之悬钟、听会，其搏动不明显。

5. 不动而动大疾 疾，数也。指太阳、少阳脉搏动大而数。

6. 食入于阴，长气于阳 阴阳，指内外。是饮食进入人体内，化生阳气而布达于四肢体表。

7. 气疾　即气病。

【释义】

提要：本条论述怒狂病的病因病机证治。

人体的阳气宜流通畅达，若突然遭受精神挫折，致阳气郁结不达，郁久化火，心肝火盛，则出现善怒狂言等证候，所以病名又叫"阳厥"。由于阳热内郁，邪热壅盛，不仅会导致平时明显搏动的阳明脉动得更甚，即使平时搏动不明显的，太阳、少阳脉也会动得大而数，这就是怒狂病的脉候。治疗的方法是夺其食和服生铁落饮，因为饮食进入体内，能化生阳气达表。对于怒狂的病人，饮食化生的阳气会助长阳热之邪，所以夺食可以断亢阳之源。生铁落气寒而质重，因而能重镇下气以平木火之邪而治怒狂证。

※（二十三）《灵枢·百病始生》：黄帝曰：积之始生，至其已成，奈何？岐伯曰：积之始生，得寒乃生，厥乃成积也。黄帝曰：其成积奈何？岐伯曰：厥气生足悗[1]，悗生胫寒，胫寒则血脉凝涩，血脉凝涩则寒气上入于肠胃，入于肠胃则䐜胀，䐜胀则肠外之汁沫迫聚不得散，日以成积。卒然多食饮则肠满，起居不节、用力过度则络脉伤，阳络伤则血外溢，血外溢则衄血，阴络伤则血内溢，血内溢则后血，肠胃之络伤则血溢于肠外，肠外有寒，汁沫与血相抟，则并合凝聚不得散，而积成矣。卒然外中于寒，若内伤于忧怒，则气上逆，气上逆则六输[2]不通，温气不行，凝血蕴里[3]而不散，津液涩渗[4]，着而不去，而积皆成矣。

【词解与校勘】

1. 足悗　悗，通闷（音义通）。足悗，指足部疼痛，困重，活动不便的症状。

2. 六输　手足六经的俞穴。

3. 蕴里　《甲乙经》卷八第二作"蕴裹"。当从之。

4. 涩渗　《甲乙经》卷八第二作"凝涩"。当从之。

【释义】

提要：本条论述积病的病因病机。

发生积的原因多由于寒，形成积的病机则是气机逆乱。

因寒气厥逆而成积的，首先足部因阳气不达而痛滞不便，继而小腿寒冷而血脉凝泣。寒逆之气自下而上，渐入肠胃，则阳气受伤，气机凝滞而䐜胀，肠外之津液也因寒凝而迫聚不散，日久渐以成积。

因饮食过多、起居不节、用力过度而成积的，多由暴饮多食，损伤肠胃，以致纳运无权而肠满，加之起居不节、用力过度而损伤络脉，其伤于在上之阳络则鼻出血，其伤于在下之阴络则大便下血，若肠胃的络脉受伤而血溢于肠外，兼之肠外有寒，则血与津液汁沫凝聚而不得散，也会形成积。

因感寒而兼情志内伤成积的，是寒邪既中于外，忧怒复伤其内，则气因寒逆，而六经的经俞不通利，温煦的阳气不能畅行，以致血液凝聚，蕴结不散，津液也凝涩不行，两者相合，留着不去，遂成为积。

（二十四）《灵枢·水胀》：肠覃¹何如？岐伯曰：寒气客于肠外，与卫气相搏，气不得荣，因有所系²，癖³而内着，恶气⁴乃起，瘜肉⁵乃生。其始生也，大如鸡卵，稍以益大；至其成，如怀子之状，久者离岁⁶；按之则坚，推之则移，月事以时下，此其候也。石瘕⁷何如？岐伯曰：石瘕生于胞中，寒气客于子门⁸，子门闭塞，气不得通，恶血当泻不泻，衃⁹以留止，日以益大，状如怀子，月事不以时下，皆生于女子，可导而下。

【词解】

1. 肠覃　丹波元简说："覃义未详，盖此与蕈同，……肠中垢滓，凝聚生瘜肉，犹湿气蒸郁，生蕈于土木，故谓肠覃。"覃通蕈，即地菌。

2. 系　《玉篇》："留滞也。"

3. 癖　音僻，有聚积的意思。

4. 恶气　病气，指寒邪与气血搏结聚停。

5. 瘜肉　《说文》："瘜，寄肉也。"瘜肉，即寄生的恶肉。

6. 离岁　离，历也。离岁，即经历数年。

7. 石瘕　张介宾说："子门闭塞，则衃血留止，其坚如石，故曰石瘕。"

8. 子门　张介宾说："即子宫之门也。"当是指宫颈口。

9. 衃　《说文》："衃，凝血也。"

【释义】

提要：本条论述形成肠覃、石瘕的机理及其证候特点和治法。

肠覃的形成，是由于寒邪停留在肠外，与卫气相搏结，以致血气不能发挥正常的营养作用，反而留滞体内而附着不去，成为邪恶之气，就会在肠外生成瘜肉。初起时，其大如鸡卵，逐渐增大，等到病情严重的时候，其腹可大如怀孕一样。病程长的患者，可迁延数年。如果检查，按其积块是坚硬的，因其在肠外，所以推之可以移动。由于病不在胞宫，所以病人月事仍按时而下，这些都是肠覃的证候。

石瘕生于胞宫之中，是由于寒邪客于子门，以致子门闭塞而气机不通，则恶血凝聚于胞宫之内，而不能排泄于外，日积月累，瘕块增大，腹部就象是怀孕一样大。其特点是月事不以时下。这样的病生于女子，可采用导下衃血的方法进行治疗。

（二十五）《素问·腹中论》：有病胸胁支满者，妨于食，病至则先闻腥臊臭[1]，出清液，先唾血，四肢清，目眩，时时前后血，病名为何？何以得之？岐伯曰：病名血枯[2]。此得之年少时，有所大脱血，若醉入房，中气竭肝伤，故月事衰少不来也。帝曰：治之奈何，复以何术？岐伯曰：以四乌鲗一藘茹[3]，二物并合之，丸以雀卵[4]，大如小豆，以五丸为后饭[5]，饮以鲍鱼汁[6]，利肠中及伤肝[7]也。

【词解与校勘】

1. 先闻腥臊臭 张介宾说："肺主气，其臭腥，肝主血，其臭臊，肺气不能平肝，则肝肺俱逆于上，浊气不降，清气不升，故闻腥臊，而吐清液也。"

2. 血枯 张介宾说："血枯者，月水断绝也。"

3. 四乌鲗蔍茹 乌鲗，即乌贼骨。李时珍说："乌鲗骨，厥阴血分药也，其味咸而走血也。"蔍茹，张介宾说："蔍茹，亦名茹蔍，即茜草也，气味甘寒无毒，能止血治崩，又能益精气，活血，通血脉。"

4. 雀卵 张介宾说："雀，即麻雀也。雀卵气味甘温，能补益精血。"

5. 后饭 吴昆说："先药后饭也。"

6. 鲍鱼汁 颜师古注《急就篇》说："鲍，亦海鱼，加之以盐而不干者也。"

7. 利肠中及伤肝也 利，和也。肠中，《新校正》云："按别本一作伤中。"据此则与上文"中气竭肝伤"相合。

【释义】

提要：本条阐述血枯的病因病机及证治。

月经闭止的血枯证，多因年轻之时有胎产、崩淋、吐衄之类的大失血，或醉以入房，耗竭中气，损伤肝脏所致。肝属木，主疏泄，其脉布胁肋，胸胁支满不适，是肝气不调的表现；肝病则乘脾侮肺，脾土不运，故饮食减少；肝肺俱逆，浊气不降，故鼻闻腥臊臭、唾出清液；肝不藏血，则上为唾血，下为前后阴出血；血去则气弱，上不能荣目，外不能温养四末，故目眩、四肢清冷。肝伤血失则冲任空虚，中气耗竭则营血乏源，所以必然导致月事衰少而渐成为经闭的血枯病证。

血枯的治疗，可用四份乌鲗一份蔍茹，以雀卵为丸，大如小豆，饭前饮鲍鱼汁冲服五丸。方中乌鲗味咸入肝经而止血和血，蔍茹行血活血以通血脉，雀卵为血肉有情之品以补益精血，鲍鱼汁能通血脉益阴气，诸药合用，生精血、通血脉，故能疗伤中、伤肝的血枯病证。

（二十六）《灵枢·痈疽》：黄帝曰：夫子言痈疽[1]，何以别之？岐伯曰：营卫[2]稽留于经脉之中，则血泣而不行，不行则卫气从之而不通，壅遏而不得行，故热。大热不止，热胜则肉腐，肉腐则为脓。然不能陷骨髓，不为焦枯，五脏不为伤，故命曰痈。黄帝曰：何谓疽？岐伯曰：热气淳盛[3]，下陷肌肤筋髓枯[4]，内连五脏，血气竭，当其痈下，筋骨良肉皆无余，故命曰疽。疽者，上之皮夭以坚，上如牛领之皮[5]；痈者，其皮上薄以泽，此其候也。

【词解与校勘】

1. 痈疽 高大红肿热痛，皮薄光亮，部位较浅的肿疡为痈；漫肿无头，皮色不变或枯暗，部位较深的肿疡为疽。

2. 卫 当据《甲乙经》卷十一第九改为"气"。

3. 淳盛 即亢盛的意思。

4. 枯 应据《甲乙经》卷十一第九改为"骨肉"二字。

5. 牛领之皮 领，颈项的总称。牛领之皮，谓疽上的皮肤厚而坚硬，好像牛的颈皮一样。

【释义】

提要：本条阐述痈、疽形成的机理及其鉴别要点。

痈的形成是营气凝涩不行。稽留于脉中，卫气因而阻滞不通，以致营卫壅遏而化热，而在局部或全身出现发热，热毒腐败肌肉则形成脓。痈的病变部位较浅，痈毒很少内陷，所以不致损耗骨髓、伤害五脏。

疽的热毒亢盛，且病变较深，疽毒内陷，不仅腐败肌肤筋骨精髓，还会熏蒸五脏，耗竭气血，酿成严重的病证。

由于疽发生的部位深，又耗伤精血，所以疽外面的皮毛枯暗、皮肤厚而坚硬；痈发生的部位浅，未伤骨髓，所以痈上的皮肤薄而光亮。这些是痈和疽的证候特点。

小　结

　　本章选编了《内经》中关于伤寒、咳嗽、水肿、痹、痛、痿、厥、狂、失眠、积、肠覃、石瘕、血枯、痈疽等部分常见病证的论述，比较详细地讨论了每个病证的病因、病机、证候及部分病证的治法、方药等内容。

　　病证，是由不同性质的邪气导致人体特定的病理变化所形成的，每个病证都有一定的病因病机。如："人之伤于寒也，则为病热"，是寒邪伤表，腠理闭塞，阳气郁遏，形成伤寒热病；"风寒湿三气杂至"，阻滞筋脉，则合而为痹；而咳嗽则是形寒寒饮伤肺，或其他四脏传邪于肺，导致肺气上逆所形成的；"积之始生，得寒乃生，厥乃成积"，都包含有"汁沫与血相搏，凝聚不得散"的病理变化；痈疽则是营卫凝涩，热毒蕴结局部腐肉化脓的病变等等。所以，讨论研究《内经》对有关病证的病因病机，是学习本章的基本要求之一。

　　每个病证，都有一定的病理表观（即证候）。从某种意义上讲，掌握每个病证的证候，并以此分析研究其病变机理，就是辨证的内容。例如痹证有行痹、痛痹、着痹等类型及"或痛、或不痛、或不仁、或寒、或热"等病候，狂证以怒狂骂詈、阳脉大动而疾为其证候特点。肠覃石瘕都是腹部积块，但肠覃病在肠外，推之可移，女子月事仍以时下；而石瘕病在胞中，推之不移，月事闭止，属妇科病患。咳嗽，则根据不同的兼证而区分为五脏咳、六腑咳等等。因此，对有关病证证候的分析研究，也是学习本章所要讨论的一个重要方面。

　　病证在人体是不断发展变化的，所以有些病证中又有病邪传变的论述，如"伤寒一日，巨阳受之，……二日阳明受之，……三日少阳受之……"；"五脏之久咳，乃移于六腑……"等。而《内经》中对有关病证的治法和方药的论述，如伤寒"其未满三日者，可汗而已；其满三日者，可泄而已"；咳嗽为病，"治脏者治其俞，治腑者治其合，浮肿者治其经"；水肿治法的"开鬼门，洁净府"以及鸡矢醴治鼓胀、生铁落饮治怒狂证等，都是当时临床经验的总结，至今仍有一定的实用价值。

　　当然，《内经》对于各个病证的病因、病机、证候、治法、方药和预后等论述，不可能是十分准确和完备的，但它为后世医家对病证的深入研究和发展奠定了理论基础。通过本章的学习讨论，在如何运用祖国医学理论对病证进行病机分析和确定治疗法则方面，对我们是有启发和帮助的。

第五章　病　证

第六章　诊　法

概　述

所谓诊法，是指诊察疾病，即收集病情资料的方法。诊法和辨证共同构成了中医诊断学。诊法是临证的首务，也是辨证的前提；而辨证是诊法的目的，又是施治的依据。因此诊法、辨证和施治是临床实践中三个不可分离的基本环节。

《内经》中有关诊法的记载，包括了察色视形、听声嗅气、询问病情、切脉按肤等多方面内容，后人将其归纳为望、闻、问、切四个方面，又称"四诊"。《内经》对于望、切二诊尤为重视，论述甚详。

《内经》中的诊法，是以整体恒动观为指导，脏象经络学说为基础的。从"有诸内必形诸外"的观点出发，强调体表各组织器官的异常表现，能够反映内在脏腑经络，特别是五脏气血的病变，这是《内经》诊法的理论依据和基本特点。

※（一）《素问·阴阳应象大论》：善诊者，察色按脉，先别阴阳，审清浊[1]而知部分[2]；视[3]喘息、听音声而知所苦，观[3]权衡规矩[4]而知病所主；按尺寸[5]，观[3]浮沉滑涩而知病所生，以治[6]无过[7]，以诊则不失矣。

【词解与校勘】

1. 审清浊　指面部及其他部位的望诊。色鲜明、润泽为清，色晦暗、枯槁为浊。吴昆说："色清而明，病在阳分；色浊而暗，病在阴分。"

2. 知部分　指从色泽变化测知病变所在的部位。

3. 视、观　在此均作观察、审察解。

4. 权衡规矩　《素问·脉要精微论》："四变之动，脉与之上下。以春应中规、夏应中矩、秋应中衡、冬应中权。"可见权衡规矩是指四时不同的正常脉象。

5. 尺寸　尺指尺肤，即腕后至肘部尺泽穴之间的肌肤，寸即寸口脉。

6. 以治　据《甲乙经》卷六第七"治"字后有"则"字，方与下句相称。

7. 过　失也。作"差错"解。

【释义】

提要：本段强调"别阴阳"是诊法的纲领，并论述了四诊的范围和重要性。

善于诊断疾病的医生，在收集病情资料时，首先应分析、判断疾病的阴阳属性以作为诊治的纲领。具体讲，根据面部和其他部位色泽的变化，可测知病变所在的表里、脏腑等部位；望病人呼吸、咳喘的动态，听病人呼吸咳喘的气息，说话的语音及自述的症状，可了解病人痛苦的症结所在；诊察四时气候对脉象的不同影响，可分析疾病与哪些脏腑有关；触按尺肤的滑涩、缓急、胖瘦、寒热和切寸口脉的浮沉、迟数、虚实、滑涩等变化，可以判断疾病的病因和性质。总之，只有全面掌握望、闻、问、切四诊的内容，并正确判断其阴阳属性，对疾病的诊断和治疗，才不会发生差错。

※（二）《素问·脉要精微论》：夫五脏者，身之强也。头者精明之府[1]，头倾视深[2]，精神将夺矣。背者胸中之府[3]，背曲肩随[4]，府将坏矣。腰者肾之府，转摇不能，肾将惫[5]矣。膝者筋之府，屈伸不能，行则偻附[6]，筋将惫矣。骨者髓之府，不能久立，行则振掉[7]，骨将惫矣。得强则生，失强则死。

【词解】

1. 精明之府　意思是精气、神明集中表现的地方。《灵枢·邪气脏腑病形》："十二经脉，三百六十五络，其气血皆上于面而走空窍。"故头为"精明之府"。

2. 视深　指由于视力衰退而视物艰难的样子。

3. 胸中之府　胸中，概心肺而言。心肺附于脊背部，故称"背者胸中之府"。

4. 背曲肩随　指背驼不挺、肩垂无力的病态。

5. 惫　音备，衰败的意思。

6. 偻附　偻，音楼。吴昆说："偻，曲其身也，附，不能自步，附物而行也。"就是躬腰弯腿、扶杖而行的病态。

7. 振掉　指步态不稳，振颤摇晃的样子。

【释义】

提要：本段论述了几种反常体态的病变机理，突出了五脏（精气）在人体病理变化中的重要作用。

五脏合五体、通九窍，因此，五脏精气充盛，则外在的形体就强健。五脏六腑的精气通过经络皆可上注于头面孔窍，肾精生髓亦通于脑，所以头是精气神明集中表现的部位。如果头低垂而不能抬举，两目昏暗，视物艰难，是五脏精神即将夺失的严重证候。心肺居于胸中，而附于背脊部，故背为胸中脏器之府。如果背驼不能挺直，肩垂无力抬起，是心肺气血即将败坏的重证。肾居腰脊两旁，所以称腰为肾之外府。如果见到病人腰部转侧困难，多是肾脏精气亏虚，腰脊酸痛所致。筋膜维络关节而司运动，而膝腘部是筋聚会较集中的部位，所以称膝为筋之府。如果见到病人膝关节屈伸不利，步行时躬腰曲腿，扶杖而行，多属肝不养筋，筋脉衰疲所致。髓藏纳于骨骼之内，故称骨为髓之府。如果见到病人不能久立，行走时步态不稳，身体摇晃，多为肾虚精亏，髓减骨弱的表现。由于形体依赖五脏精气的充养，患病时如果五脏精气未伤，形体强健，则预后良好；反之，五脏精气大伤，形体衰败，则有死亡的危险。

（三）《灵枢·五阅五使》：黄帝曰；以官何候[1]？岐伯曰：以候五脏。故肺病者，喘息鼻张[2]，肝病者，眦青；脾病者，唇黄；心病者，舌卷短[3]，颧赤；肾病者，颧与颜[4]黑。

【词解与校勘】

1. 以官何候　官，五官也；候，诊察也。以官何候，意思是说从五官可以诊察哪里的病变。

2. 鼻张　鼻翼煽动。

3. 短　《甲乙经》卷一第四无此字，疑是后人沾注。

4. 颜　即额部，又称"庭"或"天庭"。

【释义】

提要：本段举例介绍五官的望诊要点及与五脏的关系。

从五官的异常能诊察哪里的疾病呢？主要可以诊察五脏的病变。肺主气，司呼吸，开窍于鼻，如果肺脏受邪，肺气宣发、肃降失司，可见喘促气急，甚则鼻翼煽动。肝主风，其色青，开窍于目，因此，肝脏受病时可出现目眦发青，甚则直视或戴眼。脾主运化，其色黄，开窍于口唇，若脾病健运失职，湿邪内停，可出现唇周淡黄及口味异常、食欲低下等。心主火，其色赤，舌为心之苗，若心火亢盛，阴液亏耗，舌络失养，可出现舌卷缩而短；阴不涵阳，虚火上炎，则两颧发赤。肾主水，其色黑，肾虚不能制水，水气上泛，如痰饮、水肿、咳喘、虚劳等病，可出现面色灰黑暗滞。肾主骨而"颧骨者，骨之本也"（《灵枢·五变》），额为心的分部，若肾水上凌心火，则可在颧和颜部出现黑色。

※（四）《素问·脉要精微论》：夫精明五色[1]，气之华也。亦欲如白裹朱[2]，不欲如赭[3]；白欲如鹅羽，不欲如盐；青欲如苍璧[4]之泽，不欲如蓝[5]；黄欲如罗[6]裹雄黄，不欲如黄土；黑欲如重漆色，不欲如地苍[7]。五色精微象见[8]矣，其寿不久也。

第六章　诊　法

夫精明者，所以视万物，别白黑，审短长；以长为短，以白为黑，如是则精衰矣。

【词解与校勘】

1. 精明五色　吴昆说："精明见于目，五色显于面，皆为气之光华。""精明"在此指眼睛表现出的神气（即眼神），五色指颜面的色泽。

2. 白裹朱　白，此处通"帛"，即白绢。张介宾说："白裹朱，隐然红润而不露也。"

3. 赭　音者，指代赭石，色赤而紫。

4. 苍璧　苍即青色，璧即玉石。

5. 蓝　草名，可制成靛青，色深兰而无华。

6. 罗　指白色的绫罗，属精致的丝织品。

7. 地苍　应据《甲乙经》卷一第十五、《脉经》卷五第四改为"炭"字。

8. 精微象见　吴昆说："言真元精微之气，化作色相，毕见于外，更无藏蓄，是真气脱也，故寿不久。"

【释义】

提要：本段描述了面色和眼神的正常表观和异常变化，指出五色枯晦、外露及视物模糊、错乱是精气衰败的危候。

人的眼神和面部色泽是脏腑气血精华表现于外的象征。就五色而言，赤色要像白绢裹着朱砂，红润隐隐而不外露，不宜像代赭石，紫红无光；白色要像鹅毛白而明润，不宜像岩盐，白而灰暗；青色要像青绿的玉石，莹润光泽，不宜像蓝靛，深蓝而晦滞；黄色要像白绫裹着雄黄，黄润隐隐，不宜像黄土，灰黄而干枯；黑色要像重复漆过的器具，明亮润泽，不宜像木炭，黑而枯暗。总之，五色均以明润、含蓄为佳，若五色枯晦、外露，则是脏真之气大伤而外泄的征兆，预后多不良。

眼睛由于脏腑精气的灌注、心神的支配，因而具有观察万物、分辨颜色、区别长短大小的视觉功能。如果出现黑白不辨，长短不分等视觉模糊或错乱的证候，就是脏腑精衰神乱的表现。

※（五）《灵枢·五色》：雷公曰：官五色[1] 奈何？黄帝曰：青黑为痛，黄赤为热，白为寒，是谓五官。

五色各见[2] 其部。察其浮沉，以知浅深；察其泽夭[3]，以观成败；察其散抟[4]，以知远近；视色上下，以知病处；积神于心[5]，以知往今。

【词解】

1. 官五色　从五色的变化测知所主的病证。官：法，取法于五色。
2. 见　音义同"现"字。
3. 泽夭　指颜色的润泽和枯槁。
4. 散抟　散，指颜色散漫而不结聚，反之则为抟。散抟，实际是指五色的浓淡、范围大小而言。
5. 积神于心　指精神专注，细心望诊的意思。

【释义】

提要：本段介绍了五色主病及望色的要点。

怎样从面部五色的变化测知所主的病证呢？一般来说，青为木色，主风，黑是水色，主寒，故青黑两色多为寒凝血脉或筋络挛急所产生的痛证。黄是土色主湿，赤是火色主热，故黄赤并见多为湿热蕴结的病证。白是肺金主色，肺恶寒，外合皮毛，故皮肤㿠白或苍白可为寒证的表现。

脏腑气血内在的病变，可从面部不同部位的气色上显现出来，望面部气色应注意浮沉、泽夭、散抟、上下、积神五个方面。气色浮于外而易见者，为病在浅表；气色沉在里而隐约可见者，为病深在里。色明润光泽者，为精气旺盛，预后较良；色晦暗枯槁者，为气血衰败，预后较差。病色浓而结聚者，主病重而病程较长；病色淡而散在者，主病轻而病程较短。根据面部望诊分部的理论，从病色所在的部位可以测知病变所在的脏腑。同时，望色必须精神集中，用心观察，认真分析，才能了解旧疾新病，从而掌握疾病发展的全过程。

第六章　诊法

（六）《素问·平人气象论》：颈脉[1]动喘疾[2]，咳，曰水[3]。目裹[4]微肿，如卧蚕起之状，曰水。溺黄赤安卧[5]者，黄疸。已食如饥者，胃疸[6]。面肿曰风[7]，足胫肿曰水。目黄者，曰黄疸。

【词解】

1. 颈脉　王冰说："颈脉谓耳下及结喉傍人迎脉也。"

2. 喘疾　急促的意思，指颈脉搏动快速。

3. 水　指水液停聚，溢于肌肤的水肿病。下同。

4. 目裹　指包裹目珠的上下眼胞。

5. 安卧　即体困乏力，喜欢躺卧的意思。

6. 胃疸　丹波元简说："疸、瘅同，即前篇（指《素问·脉要精微论》）所说消中，后世所谓中消渴也。"

7. 风　此"风"字与下句"水"相对，指风邪所致的以头面肿胀为主的病证，如风水、风毒等。

【释义】

提要：本段主要介绍了水肿病和黄疸病的望诊要点。

望见病人人迎动脉搏动明显而急促，并伴咳嗽，是水邪上凌心肺，上焦气逆所致。眼胞属脾，脾恶湿，眼胞浮肿薄亮，像卧蚕的形状，是水肿病的先兆。小便黄，甚则色赤，属于内热；体困嗜卧，由于湿滞，所以可见于湿热蕴结的黄疸病。胃热则消谷善饥，故刚吃了东西就觉饥饿的多是胃中有热的胃疸病。风为阳邪，头面为诸阳之会，"阳受风气"，故头面肿胀较甚者多为风热阳邪所致，水为阴邪，足胫为足三阴经所过，"阴受湿气"，故足胫肿胀明显者，多为水湿阴邪所致。目为肝之窍，黄为脾土之色，两目发黄，多为肝热脾湿蕴结熏蒸的黄疸病的特征。

※（七）《素问·脉要精微论》：五脏者，中之守[1]也。中盛脏满[2]，气胜伤恐[3]者[4]，声如从室中言，是中气之湿[5]也。言

而微，终日[6] 乃复言[7]者，此夺气也。衣被不敛，言语善恶不避亲疏者，此神明之乱也。仓廪不藏者，是门户不要[8]也；水泉[9]不止者，是膀胱不藏也。得守者生，失守者死。

【词解与校勘】

1. 中之守　中作"内"读，"守"作"固藏"解。中之守，谓五脏藏精气而守于内。

2. 中盛脏满　中，指腹中；脏，指脾脏。中盛脏满，即脾脏湿邪盛而致脘腹胀满的意思。

3. 气胜伤恐　恐为肾志，此处"恐"代表"肾"。土克水，故脾脏湿盛则伤及肾脏。

4. 者　丹波元简说："推下文例，'者'字当在'言'下。"可从。

5. 中气之湿　这里"中气"代表脾胃，意思是湿邪滞留脾胃。

6. 日　此字疑为衍文。

7. 复言　反复说同一内容的话，即"郑声"。《伤寒论》说："实则谵语，虚则郑声。郑声者，重语也。"

8. 门户不要　张介宾说："要，约束也。幽门、阑门、魄门，皆仓廪之门户。门户不能固，则肠胃不能藏，所以泄利不禁，脾脏之失守也。"

9. 水泉　王冰说："水泉，谓前阴之流注也。"即小便。

【释义】

提要：本段从声音、语言及二便的异常表现推断内在脏腑精气的病变。

五脏藏精气而不泻，脏气坚强则精神内守而不病或少病。如果病人脘腹胀满，说话的声音好像是从室内传出那样重浊不清，这是水湿之邪滞留脾胃而伤及肾脏的缘故。如果病人声音低微，而言语又重复不休，这是精气大亏的表现。若病人大便泄利无度，不能固摄，这是脾胃运化失司，门户失去约束的表现；小便余沥不尽，甚或完全失禁，这是肾虚气化无权，膀胱藏津功能失职的缘故。所以，五脏精气内守，则不病或病亦易愈；反之，则易病，预后较差。

（八）《素问·奇病论》：黄帝问曰：人有重身[1]，九月而喑[2]，此为何也？岐伯对曰：胞之络脉绝也[3]。帝曰；何以言之？岐伯曰：胞络者系于肾，少阴之脉，贯肾系舌本，故不能言。帝曰：治之奈何？岐伯曰：无治也，当十月复。

【词解】

1. 重身　张介宾说："妇人怀孕，则身中有身，故曰重身。"

2. 喑　张介宾说："喑，声哑不能出也。喑，音音。"

3. 绝　阻绝不通。

【释义】

提要：本段主要阐述妇女怀孕后期声哑的机理。

有的妇女怀孕到九个月左右，突然发不出声来，这是什么原因呢？这是女子胞的络脉，受到逐渐长大的胎儿的压迫而阻绝不通造成的。因为胞宫的络脉联属于肾，足少阴肾经"从肾上贯肝膈，入肺中，循喉咙，挟舌本"，而声音出于喉咙，发于舌本，与肾气上通有一定的关系。当胎儿压迫胞络，从而使足少阴经之气不能通达喉舌时，就可能影响发声，说不出话来。这种失音，勿需治疗，因为它是暂时产生的现象，待十月分娩后，胞宫络脉畅通，肾气能够通达，声音自然恢复。

※（九）《素问·征四失论》：诊病不问其始，忧患饮食之失节，起居之过度，或伤于毒，不先言此，卒持寸口，何病能中[1]？妄言作名[2]，为粗所穷[3]。

【词解】

1. 中　正确诊治的意思。

2. 妄言作名　信口胡言的意思。

3. 为粗所穷　粗，指粗工、下工，即本领低下的医生。穷，尽也。

本句是说下工的本领尽在于此。

【释义】

提要：本段强调了详细问诊的重要性，批判了单凭切脉就下诊断的不负责任的态度。

凡诊断疾病，必须先问病史，即询问得病的起因和经过，是否有忧患等情志失调，饮食的不节或起居不慎，感受外邪，或被毒物伤害等，如果这些情况都不问清楚就贸然切脉，怎么能够对疾病作出正确的判断和治疗呢？信口胡言，这是庸医的本领。

（十）《素问·移精变气论》：闭户塞牖，系¹之病者，数问其情²，以从其意³。得神者昌，失神者亡。

【词解】

1. 系　联系、专注的意思。

2. 数问其情　反复、详细地询问病情。

3. 从其意　顺从病人的好恶，而不违其性情。张介宾说："盖必欲得其欢心，则问者不觉烦，病者不知厌，庶可悉其本末之因，而治无误也。"

【释义】

提要：本段简要地介绍了问诊的方法和态度。

问诊要选择安静的环境，关闭门窗，以免周围环境的干扰。诊病时，医生要把精力专注于病人，耐心细致地从多方面询问病情，为此就必须尽量顺从病人的好恶，取得病人的信任和合作，才能使其毫无顾忌地讲出与疾病有关的真实情况。同时，在同病人问答的过程中，也可随之审察病人的神气，凡神气健旺者，预后良好；神气衰惫者，预后较差。

※（十一）《灵枢·师传》：黄帝曰：顺之奈何？岐伯曰：入国问俗，入家问讳¹，上堂问礼，临病人问所便²。黄帝曰：

便病人奈何？岐伯曰；夫中热消瘅[3]则便寒，寒中之属则便热。

黄帝曰：胃欲寒饥[4]，肠欲热饮，两者相逆，便之奈何？且夫王公大人，血食之君[5]，骄恣从[6]欲轻人而无能禁之，禁之则逆其志，顺之则加其病，便之奈何？治之何先？岐伯曰：人之情，莫不恶死而乐生，告之以其败，语之以其善，导之以其所便，开之以其所苦，虽有无道之人，恶有不听者乎？

黄帝曰：便其相逆[7]者奈何？岐伯曰：便此者，饮食衣服，亦欲适寒温，寒无凄怆[8]，暑无出汗。饮食者，热无灼灼，寒无沧沧。寒温中适，故气将持[9]，乃不致邪僻[10]也。

【词解与校勘】

1. 讳　避忌的意思。

2. 便　张介宾说："便者，相宜也。有居处之宜否，有动静之宜否，有阴阳之宜否，有寒热之宜否，有性情之宜否，有气味之宜否，临病人而失其宜，施治必相左矣。"

3. 消瘅　张介宾说："消瘅者，内热为瘅，善饥渴而日消瘦也。"

4. 饥　应据《甲乙经》卷六第二及《太素》卷二《顺养》改为"饮"，与下句为对文。

5. 血食之君　经常吃荤食的人，即贵族、地主之类。

6. 从　通"纵"。

7. 相逆　即指前文"胃欲寒饮，肠欲热饮，两者相逆"。

8. 怆　张介宾说："怆，音创；凄怆，寒甚凄凉之貌。"

9. 将持　得以自持。

10. 邪僻　僻，音匹，不正的意思。"邪僻"，即指病邪。

【释义】

提要：本段说明问诊时要因地因人制宜，并针对不同病人特点作适当的说服开导工作和相宜的治疗。

怎样对病人采取适宜的问诊方法呢？到一个国家，要考察其风俗习惯；到一个家庭，要了解避忌和礼节；诊病人时则要询问其喜恶所宜，才能做到全面了解病情，为正确治疗提供依据。怎样对疾病进行相宜的治疗呢？举例来说，患内热引起的中消证，治疗宜于寒凉，患里寒之类的病，治疗宜于温热。

如果患者胃热喜寒饮，而肠寒又喜热饮，这种错杂矛盾的病情应该怎样处理呢？还有属于王公大人、贵族地主一类的病人，他们一惯骄奢淫逸，瞧不起人，不听别人的告诫，如果硬要他们改变嗜好习惯，会使他们生气，而顺从迁就，又会加重病情，这种情况又应该如何处理呢？人之常情都是珍惜健康和生命的，医生可以根据这一思想状况，告诉病人所患疾病的危害性，指出其好转的前途，介绍疗养的适宜方法，并解除其思想顾虑。只要耐心说服开导，即使是任性残暴的人，也不会不听从劝告，与医生合作的。

对于寒热错杂的病人应该怎样处理呢？饮食衣着之类，寒温均要适度，需寒时，可使其微寒，而勿使其寒凉过度；需热时，可使其微热，勿使其太热而致汗出过多。在饮食方面，病人欲热，则不能让其过于灼热；病人欲寒，也不可寒凉过分。总之，寒热适当，不偏不倚，人体正气方自持于内，才不会又产生寒热邪气。

（十二）《素问·三部九候论》：故人有三部，部有三候，以决死生，以处百病，以调虚实，而除邪疾。帝曰：何谓三部？岐伯曰：有下部，有中部，有上部。部各有三候。三候者，有天有地有人也。必指而导之[1]，乃以为真。上部天，两额之动脉；上部地，两颊之动脉；上部人，耳前之动脉。中部天，手太阴也；中部地，手阳明也；中部人，手少阴也。下部天，足厥阴也；下部地，足少阴也；下部人，足太阴也。故下部之天以候肝，地以候肾，人以候脾胃之气。帝曰：中部之候奈何？岐伯曰：亦有天，亦有地，亦有人。天以候肺，地以候胸中之气[2]，人以候心。帝曰：上部以何候之？岐伯曰：亦有天，亦有地，亦有人。天以候头角之气，地以候口齿之气，人以候耳目之气。

【词解】

1. 指而导之　指老师亲自指导、传授。

2. 地以候胸中之气　指手阳明大肠经合谷穴候胸中之气。高士宗说："手阳明大肠，肺之腑也，故地以候胸中之气。"

【释义】

提要：本段介绍了古代三部九候的全身诊脉法。

人可分为上、中、下三部，每部又各有天、地、人三个诊脉的部位，这样共有九个部位切按脉象，以判断疾病的轻重，确定治疗方法，调理阴阳虚实，从而达到祛邪愈病的目的。学习三部九候诊脉法，必须有老师当面指导传授，才能掌握其要领。

上部天，位在两颞之动脉（即太阳穴），为足少阳脉气所过，候头角之气；上部地，位在两颊之动脉（即地仓、大迎之分），为足阳明脉气所过，候口齿之气；上部人，位在耳前之动脉（即和髎之分），为手少阳脉气所过，候耳目之气。中部天，位在掌后寸口动脉（即经渠穴之分），为手太阴脉气所过，候肺气；中部地，位在手大指次指之间的动脉（即合谷之分），为手阳明脉气所过，因大肠与肺相表里，而肺主气，居胸中，故候胸中之气；中部人，位在掌后锐骨下动脉（即神门穴之分），为手少阴脉气所过，候心气。下部天，位在气冲下三寸动脉（即五里穴之分，女子可取足大趾本节后二寸陷中之太冲穴之分），为足厥阴脉气所过，候肝气；下部地，位在内踝后跟骨旁动脉（即太溪穴之分），为足少阴脉气所过，候肾气；下部人，位在鱼腹上越筋间动脉（即箕门穴之分），为足太阴脉气所过，候脾胃之气。

【按语】

本段介绍的三部九候切脉法是古代采用的全身遍诊法；例如张仲景在《伤寒论》序文中就曾经批判"按寸不及尺，握手不及足，人迎跗阳，三部不参，动数发息，不满五十"等只图省事、不负责任的错误态度。而《难经·十八难》说的三部九候法是独取寸口法，即"三部者，寸关尺也,九候者,浮中沉也",与《内经》的三部九候是不同的。后世,《内经》三部九候诊脉法虽不及寸口诊脉法常用,但在今天仍有一定的使用价值,特别是在某些严重疾病时,对进行诊断和判断预后有一定的帮助。

※(十三)《素问·五脏别论》:帝曰:气口何以独为五脏主[1]?岐伯曰:胃者,水谷之海,六腑之大源也。五味入口,藏于胃以养五脏气,气口亦太阴[2]也,是以五脏六腑之气味,皆出于胃,变见[3]于气口。

【词解】

1. 气口……为五脏主 当是五脏主气口的倒装句,意思是五脏的气血变化表现于气口。

2. 气口亦太阴 张介宾说:"盖气口属肺,手太阴也,布行胃气,则在于脾,足太阴也。……然则胃气必归于脾,脾气必归于肺,而后行于脏腑营卫,所以气口虽为手太阴,而实即足太阴之所归,故曰'气口亦太阴也'。"

3. 变见 见,音义同"现"字。变见,变化表现的意思。

【释义】

提要:本段阐明了切寸口脉以候五脏的道理。

全身经脉,俞穴甚多,为什么常独取寸口脉,以诊察五脏气血的变化呢?饮食物由口入胃,胃是水谷汇聚之处,而六腑所传化的水谷都是从胃来的,所以称胃为"六腑之大源也"。水谷受纳于胃,而脾为之行其精气到肺,再由肺心两脏推动气血营卫输布到全身,从而五脏六腑都得到胃中水谷精气的营养。气口虽属于手太阴肺经,其脉气亦来自足太阴脾经转输的胃中水谷精气,所以气口脉不仅候肺气,也能表现整个五脏六腑气血的变化。

※(十四)《素问·脉要精微论》:是故持脉有道,虚静[1]

第六章 诊 法

为保[2]。春日浮，如鱼之游在波；夏日在肤，泛泛乎[3] 万物有余；秋日下肤，蛰虫将去[4]；冬日在骨，蛰虫周密[5]，君子居室。故曰：知内者，按而纪之[6]；知外者，终而始之[7]。此六者，持脉之大法。

【词解与校勘】

1. 虚静 心无杂念为虚，形神安定为静。这里是对医生的要求。但也可理解为对病人及环境的要求。

2. 保 丹波元简说："《甲乙》作宝。盖保、葆、宝，古通用。"这里是宝贵、重要的意思。

3. 泛泛乎 吴昆说："泛泛然充满于指。"形容脉象洪盛、充满指下。

4. 将去 即将下藏的意思。指洪盛之脉开始收敛。

5. 周密 周，《太素》卷十四《四时诊脉》作"固"。较妥。固密，就是闭藏于内。

6. 知内者，按而纪之 张介宾说："内言脏气，脏象有位，故可按而纪之。"

7. 知外者，终而始之 《灵枢·终始》说："终始者，经脉为纪。"意即十二经脉循环无端，营卫气血终而复始，故张介宾说："外言经气，经脉有序，故可终而始之。"

【释义】

提要：本段论述持脉的要求（虚静）和大法，并强调必须重视和掌握四时气候、脏腑经络与脉象的相互关系。

诊脉有一定的原则和方法，医生平心静气，思想集中，反复揣摩是十分重要的。要注意气候环境的变化对脉象的影响。例如：春季气候渐暖，人体阳气初升，脉象亦随之微浮弦而滑，像鱼在水波中游动；夏季气候炎热，阳气盛极，脉象亦随之趋向肤表，而略现洪大之势，像自然界万物蓬勃生长一样，秋季渐趋凉爽，阳极转阴，脉象亦随之稍敛而微见浮涩，像蛰虫将要内藏而还未潜伏的状态；冬季气候寒冷，人体阳气闭藏，脉象亦随之沉伏在筋骨间，重按方得，像蛰虫固藏于地下，人们深居于内室一样。五脏六腑居于内，其气血虚实变化，可从切脉的不同部位上反映出来，手足三阴三阳经脉行于外，其营卫流注的顺序和方向，同脉象的变化亦有一定的联系。所以说，春夏秋冬四时气候、脏腑、经络这六个方面与脉象的内在联系，是医生切脉应把握的重要原则。

【按语】

本段强调的六点"诊脉之大法"，都是整体观念在诊法中的具体运用。前四者表现了自然环境对人体的影响，后二者表现了人体内部脏腑经络气血的统一性。另外，本段四时平脉的描述同本篇另一处提到的"春应中规，夏应中矩，秋应中衡，冬应中权"及《素问·平人气象论》中"春胃微弦""夏胃微钩""秋胃微毛""冬胃微石"等脉象名异而实同，宜互参。

※（十五）夫脉者，血之府¹也。长则气治，短则气病，数则烦心，大则病进，上盛²则气高，下盛²则气胀，代则气衰，细则气少，涩则心痛。浑浑革至³如涌泉，病进而色弊⁴，绵绵⁵其去如弦绝⁶，死。

【词解】

1. 脉者，血之府　是说脉是营血汇聚、流行的通道。

2. 上盛、下盛　上，浮取也；下，沉取也。"上盛"为浮而有力脉，主上焦邪气盛；"下盛"为沉实有力脉，主下焦邪气盛。

3. 浑浑革至　张介宾说："浑浑，浊乱不明也。革至，如皮革之坚硬也。"

4. 色弊　气色败坏的意思。

5. 绵绵　王冰说："绵绵，言微微似有而不甚应手也。"

6. 如弦绝　王冰说："言脉猝断如弦之绝去也。"

第六章 诊法

【释义】

提要：本段论述了长、短、数、大、浮、沉、代、细、涩、革、微等脉象的临床意义。

营血运行于经络之中，故脉为"血之府"。而血的运行依赖气的推动，气行则血行。因此，脉象长而柔和是气血充盛、调畅的表现，脉短而不及本位是气虚无力推动的病象，数脉主热，可出现心烦等热证；脉形阔大多为邪气方盛，病势发展；脉浮而有力，多为上焦邪盛而出现咳喘气逆等证，脉沉实有力，多主下焦邪盛而出现腹部胀满等证；脉搏动而中止，止有定数为代脉，多为脏气衰败；脉形细软乏力，多属气虚血少；脉象滞涩不畅，多属血淤气滞，可见于心痛等证。若脉来势汹涌如泉水而至数不清，脉体弦硬，是病势危重，望诊气色必已败坏；脉来微细如丝，似有似无，像弓弦断绝而不复至，为真气已竭，濒临死亡的征象。

（十六）《灵枢·邪气脏腑病形》：诸急[1]者多寒，缓[2]者多热，大者多气少血，小者血气皆少，滑者阳气盛，微有热，涩者多血少气，微有寒。

【词解】

1. 急　张介宾说："急者，弦紧之谓。"
2. 缓　张介宾说："缓者，纵缓之状，非后世迟缓之谓。"

【释义】

提要：本段论述了缓、急、大、小、滑、涩六种脉象的临床意义。

寒气收引，故寒证则经脉敛缩，脉象表现为紧张而急；热气弛散，故热证则经脉松弛，脉象多纵缓；大脉为阳气有余，阳盛则损阴，故"多气少血"；脉细小为阴阳俱虚，气血皆少；滑脉为气血充实，阳气较盛，而略见热象；涩脉为阳气虚弱，血行淤滞而微见寒象。

【按语】

以上两段介绍的一些脉象为临床所常见，其主病有一定的指导意义，我们应着重掌握其总的精神和原则，灵活理解和运用，而不应拘泥于所述的某些具体病证。

（十七）《素问·平人气象论》：胃之大络[1] 名曰虚里[2]，贯膈络肺，出于左乳下，其动应衣[3]，脉宗气[4] 也。盛喘数绝[5] 者，则病在中；结[6] 而横[7]，有积矣；绝不至，曰死。乳之下，其动应衣，宗气泄也。

【词解与校勘】

1. 胃之大络　即胃的大络脉，但不属于十五别络的范畴。

2. 虚里　在左乳下，心尖搏动处。

3. 其动应衣　衣，应据《甲乙经》卷四第一改为"手"。本句是说虚里的搏动可以手触按得知。

4. 脉宗气　张介宾说："宗，主也，本也。盖宗气积于膻中，化于水谷而出于胃也。"脉宗气，是说虚里穴的搏动能反映宗气的盛衰和病变。

5. 盛喘数绝　盛喘，指搏动急剧；数绝，指时有断绝。

6. 结　指搏动缓而中止。

7. 横　颜师古注《急就篇》说："横，充也，大也。"此处指脉形充大。

【释义】

提要：本段论述了触按虚里的临床诊断意义。

胃经有一条大络，名叫虚里，其络从胃上贯膈膜，与肺气相通，出于左乳之下。用手切按虚里的搏动情况可以了解宗气的盛衰和病变，这是因为宗气积于胸中，来源于胃中水谷精微，而虚里是胃的大络，脉气亦源于胃而通于肺。如果虚里搏动急剧而时有断绝，是中气或心肺脏器发生了病变；如果搏动缓慢而有间隙，且脉形充大，多为气血淤滞成积；如果虚里搏动停止，则是死亡的表现。如果左乳下虚里的搏动剧烈，以致可明显看到胸前衣服随之振动，则是宗气大泄的表现。

※（十八）《素问·玉机真脏论》：凡治病，察其形气色泽，脉之盛衰，病之新故，乃抬之，无后其时。形气相得[1]，谓之可治；色泽以浮，谓之易已；脉从四时，谓之可治；脉弱以滑[2]，是有胃气，命曰易治，取[3]之以时。形气相失[4]，谓之难治；色夭不泽，谓之难已；脉实以坚[5]，谓之益甚；脉逆四时，为不可治。必察四难而明告之[6]。

【词解】

1. 相得　相合、相称的意思。

2. 脉弱以滑　脉象柔和、从容、滑利。

3. 取　此处作"诊治"解。

4. 相失　"相得"的反义词，即《素问·三部九候论》所述"形盛脉细，少气不足以息者危，形瘦脉大，胸中多气者死"及"形肉已脱，九候虽调，犹死"之类。

5. 脉实以坚　与"脉弱以滑"相对，即弦硬牢涩之类的脉象。

6. 明告之　张介宾说："必察其详而明告病家，欲其予知吉凶，庶无后怨。"

【释义】

提要：本段论述了四诊合参及脉有胃气、早期治疗的重要性。

凡诊治疾病，必须对病人的形体动态，神气色泽，脉象强弱，疾病经过等用望闻问切的方法进行全面的诊察，从而作出正确的判断；同时要不失时机地抓紧治疗，才会收到良好的效果。病人的形体和神气的表现要相合，例如形壮气盛，形瘦气弱，阳证见阳脉，阴证见阴脉等，比较容易治疗；反之，则为"形气相失"，就难于治疗。病人气色明润，病多轻浅，或属新病，易愈；气色晦暗枯槁，病多沉重，或属久病，则不易治愈。脉象柔和滑利，是胃气未伤，预后较好；脉现弦硬牢涩之象，是胃气已败，病势加重的表现。脉象与四时气候的变化相应，是脏气未败，故病易治；若脉象与四时相逆，如"春夏而脉沉涩，秋冬而脉浮大"之类，都是脏气衰疲的表现，故不易治疗。凡出现以上四种预后不良的情况，要明确告诉病人或其家属，以便能正确对待，更好地配合治疗。

【按语】

《内经》对"脉有胃气"非常重视。《素问·平人气象论》指出："人以水谷为本，故人绝水谷则死，脉无胃气亦死。所谓无胃气者，但得真脏脉，不得胃气也。"《灵枢·终始》说："邪气来也，紧而疾；谷气来也，徐而和。"等等，当与本段内容结合学习，以求全面地掌握其精神实质。

※（十九）黄帝曰：余闻虚实以决死生，愿闻其情。岐伯曰：五实死，五虚死。帝曰：愿闻五实五虚。岐伯曰：脉盛，皮热，腹胀，前后[1]不通，闷瞀[2]，此谓五实。脉细，皮寒，气少，泄利前后，饮食不入，此谓五虚。帝曰：其时有生者，何也？岐伯曰：浆粥入胃，泄注止，则虚者活；身汗得后利，则实者活。此其候也。

【词解】

1. 前后　前，指小便。后，指大便。
2. 闷瞀　烦闷、昏眩的意思。

【释义】

提要：本段概述了虚实证的部分证候及判断其预后的要点。

古代医家在临床实践中总结出了五虚证和五实证。五虚证是正气虚极，虽补养无济于事；五实证是病邪壅实，脏气阻绝，虽攻泻无能为力，所以都是不易挽救的危证。具体来说，脉坚硬牢实，是心脏邪盛；皮肤热盛，是肺脏邪壅；腹胀是脾脏邪滞；二便不通是肾脏邪结；昏闷是肝脏邪亢。脉搏微细是心气虚，皮肤寒冷是肺卫气虚，气少疲困是肝气虚，二便不约是肾气虚，不能饮食是脾气虚。虽然五虚证或五实证主病危，但也存在转危为安的可能性。就虚证而言，如果能饮稀饭，且便泄止，说明胃气渐复，脾气能运，则五脏能得水谷精微补养，故五虚证有好转之机。就实证而言，如果身体得汗则表邪解，二便通利则里邪除，表里之气通调则脉自和、热自退、胀自消，而闷瞀可已，故五实证有病愈之望。

小 结

本章选编了《内经》中有关诊法的原文共十九段，初步勾画出《内经》中望、闻、问、切四诊的轮廓，其中望色和切脉占的篇幅较多。

在望诊部分，突出了望神和望色，并把它们同五脏的精气盛衰联系起来。例如"头倾视深""背曲肩随""行则偻附""行则振掉"等俱是五脏亏虚、精神衰败的表现。在望色方面，除了介绍五色主病，配属五脏而"五色各见其部"外，特别强调察气色的浮沉、泽夭、散抟等对分析病机的重要意义，同时指出了"五色精微象见矣"的严重性。此外，对水肿、黄疸等病的望诊要点也作了介绍。闻诊部分，仅介绍了听声音、辨语言的少量内容作为例子。问诊部分，论述了详问病情的重要性，"系之病者，数问其情"的正确态度和"以从其意""告之以其败，语之以其善，导之以其所便，开之以其所苦"等循循善诱的问诊方法。切脉部分，介绍了三部九候的全身脉诊法，阐述了独取寸口的原理及"虚静为保"、春夏秋冬四季平脉等切脉应注意之点，论述了长短、浮沉、大小、滑涩、缓急、数、代、微等常见脉象的临床意义及切按虚里的诊断方法。最后，强调了四诊合参、早期诊疗的重要性，并举例介绍了虚实证候及其预后。

当然，上述内容不能代表《内经》诊法的全部精华，但是已经可以看出，古人处于当时的社会环境和科技水平，能够用口问、目察、耳闻、手触等多种手段收集与疾病有关的一切临床资料，以为辨证施治的依据，这是难能可贵的，并为后世中医诊断学的完善和发展奠定了坚实的基础，不少内容至今还指导着临床实践。

第七章 论 治

概 述

论治，是论述治疗中的有关问题，包括治疗的基本原则、具体方法及方剂的组成，药物的运用等内容。

辨证是论治的依据，论治是在辨证的基础上进行的。所谓辨证求因、审因论治，概括了祖国医学，由认识疾病到治疗疾病的基本过程和特点。因此，《内经》中有关治疗的论述，是祖国医学基础理论的重要组成部分。

治则，即治疗的原则。《内经》中关于早期治疗、因时因地因人制宜、标本治法、正治反治以及扶正祛邪等记载，是论治的主要内容，它是具有原则性、普遍性的治疗法则，指导着对具体病证的正确立法。至于方剂组成、药物运用的一般论述，则对配方用药有着直接的指导意义。

※（一）《素问·至真要大论》：谨守病机，各司其属[1]，有者求之，无者求之[2]，盛者责之，虚者责之，必先五胜[3]，疏其血气，令其调达，而致和平。

【词解】

1. 各司其属　掌握各种病证的归属，即证候与脏腑经络等病理的内在联系。本句是对前句的说明。

2. 有者求之，无者求之　有邪者辨其邪，无邪者辨其虚。

3. 必先五胜　五，指五行、五气、五脏；胜，更胜。必先五胜，是说必须首先掌握五行、五气、五脏更胜的规律。

【释义】

提要：本段着重指出探求病机是确定治疗的前提。

对于疾病，要认真地掌握各种病变机理，推求有邪还是无邪，研究其盛何以盛，虚何以虚，必须首先明确五行、五气、五脏更胜的规律，以分析五气中何气偏胜、五脏中何脏受病，然后进行治疗，疏通其血气，使之调和畅达，恢复生理的平衡。

（二）《素问·四气调神大论》：圣人不治已病治未病[1]，不治已乱治未乱，此之谓也。夫病已成而后药之，乱已成而后治之，譬犹渴而穿井、斗而铸锥[2]，不亦晚乎？

【词解与校勘】

1. 治未病　治于未病之时，即予防。

2. 锥　据〔清〕金山钱氏《守山阁》校本作"兵"字。今从之。兵，戎器也。

【释义】

提要：本段以生动的比喻阐明了祖国医学的预防思想。

古代具有高度智慧的人，对于疾病，不是等待疾病形成之后才去治疗，而是强调在未病的时候即加以预防，这和治理国家一样，不要等出了乱子再去处理，而是在平时就很好地加以防范。如果等酿成了疾病再去治疗，出了乱子才去治理，就像口渴了才去掘井，已经打仗才去制造兵器，那就太晚了。

【按语】

"治未病"是《内经》论治中的重要指导思想之一。本篇讲的是预防疾病产生，《素问·刺热论》讲的是早期治疗。后世据此概括为"未病先防"和"既病防变"两个方面。这种在长期实践中、在朴素辩证法哲学思想指导下产生的预防思想，是《内经》这部两千多年前的巨著对医学的重大贡献之一。

（三）《素问·阴阳应象大论》：邪风之至，疾[1]如风雨，故善治者治皮毛，其次治肌肤，其次治筋脉，其次治六腑，其次治五脏，治五脏者，半死半生也。故天之邪气，感则害人五脏；水谷之寒热，感则害于六腑；地之湿气，感则害皮肉筋脉。故善用针者，从阴引阳，从阳引阴[2]，以右治左，以左治右，以我知彼[3]，以表知里，以观过与不及之理，见微得过[4]，用之不殆[5]。

【词解】

1. 疾　快也。

2. 从阴引阳，从阳引阴　取阴经穴以疏通阳经之气，治阳经之病；取阳经穴以疏通阴经之气，治阴经之病。

3. 以我知彼　张志聪说："以我之神，得彼之情。"

4. 见微得过　高士宗说："过，失也。病始于微荫，而得其过失之所在。"

5. 殆　音代，危也。失败的意思。

【释义】

提要：本段论述早期治疗的重要性，外邪致病的某些特点，及针刺疗法的一些法则。

外邪伤人，像急风暴雨骤至，传变是很快的，如不及早治疗，病势就会由浅入深地迅速发展。所以善于治病的医生，当邪气侵犯皮毛的时候，就及时给予治疗。如果在皮毛不治，邪气就会入侵肌腠，再不治疗，邪气就会入侵筋脉，再不治疗，就会传入六腑，在六腑失治，便侵入五脏。病邪侵至五脏，正气已经重伤，治疗就不很容易了，所以说治五脏者半死半生也。

各种病邪伤人是有一定的特点的。一般来说，感受六淫之邪，自外入内，容易伤害五脏为病；若饮食寒热失于调节，则容易伤害六腑而为病；如果感受地之湿气，往往首先留滞皮肉筋脉为病。

善于针刺治疗的医生，病在阳经，则从阴经疏导以治之，病在阴经，则从阳经疏导以治之；刺右侧穴位以治左侧的病，刺左侧穴位以治右侧的病。必须通过医生望闻问切四诊去了解、分析病情，从外表的征象推断体内的病变，进而测知邪气太盛或正气不及的机理，就能在疾病初起的时候，把握住病机，这样诊治疾病，才不会发生错误。

※（四）《素问·五常政大论》：必先岁气[1]，无伐天和[2]。无盛盛[3]，无虚虚[4]，而遗人夭殃；无致邪，无失正，绝人长命。

【词解】

1. 岁气　指某一年气候变化的规律。

2. 天和　吴昆说："天和者，天真冲和之气也。"可以理解为人体与自然相应的生理状态。

3. 盛盛　实证用补，使其重实，叫盛盛。

4. 虚虚　虚证用泻，使其重虚，叫虚虚。

【释义】

提要：本段指出治病要先了解气候的变化规律，勿犯虚虚实实之戒。

人体与自然是相应的，而每年的气候有一定的特点，季节的转移有一定的规律，治病时必须先了解这一点，才不致于损伤人体与自然相应的生理状态。例如春夏人体阳气外泄，当慎用麻黄、桂枝之类的辛温发散之品，以免发泄过度耗伤气阴；秋冬人体阳气闭藏，当慎用石膏、芩、连之类的苦寒清里之品，以免闭藏之阳复遭损伐。不能用补法治实证，也不能用泻法治虚证，否则会造成病人夭折；既不应助长邪气，更不应损伤正气，否则会导致不应有的死亡。

※（五）《素问·异法方宜论》：黄帝问曰：医之治病也，

一病而治各不同，皆愈何也？岐伯对曰：地势使然也。故东方之域[1]，天地之所始生也。鱼盐之地，海滨傍水，其民食鱼而嗜咸，皆安其处、美其食。鱼者使人热中[2]，盐者胜血[3]，故其民皆黑色疏理[4]，其病皆为痈疡，其治宜砭石[5]，故砭石者，亦从东方来。

【词解】

1. 域　区域。
2. 热中　热邪蕴结于体内。
3. 盐者胜血　即"咸伤血"之义，多食咸可使血脉凝涩。
4. 疏理　皮腠疏松。
5. 砭石　砭，音边。以石为针，叫砭石。

【释义】

提要：本段和以下五段论述治病应因地制宜的道理。

由于地理环境、生活习惯等因素对人体的影响，对不同地区的疾病应采用适宜的治法，这就是因地制宜。

东方地区，属木象春，得天地始生之气，靠近海滨而盛产鱼盐，所以人民多食鱼类而喜咸味。因为生活条件优越，因而都居安食美。但是，鱼性属火，多食则使人生内热，盐味咸，多食能凝涩血脉，因此人民的皮肤色黑而腠理疏松。因热邪蕴结于血脉，故发病多为痈疡。砭石疗法，既能泄热，又能疏通血脉，可以治痈疡。因为东方经常使用这种方法，所以说砭石疗法是从东方传来的。

※（六）西方者，金玉之域，沙石之处，天地之所收引[1]也。其民陵居而多风，水土刚强，其民不衣而褐荐[2]，其民华食[3]而脂肥，故邪不能伤其形体，其病生于内，其治宜毒药[4]，故毒药者，亦从西方来。

【词解】

1. 收引　王冰说："牵引使收敛也。"

2. 褐荐　王冰说："褐谓毛布也，荐谓细草也。"

3. 华食　王冰说："华谓鲜美，酥酪骨肉之类也。以食鲜美，故人体脂肥。"

4. 毒药　张介宾说："毒药者，总括药饵而言。凡能除病者，皆可称为毒药。"

【释义】

提要：见上文。

西方高山连绵，是盛产金玉、沙石的地区，其气候像秋天的凉燥，具有肃杀收敛的景象。人民居住高处而多风，水土刚强；在衣物方面，不穿丝棉而披皮毛，睡着细草；在饮食方面，多食酥酪骨肉等厚味之品，因此体质肥壮，所以外邪不易侵袭，其病多由饮食七情内伤而生，适宜内服药物以除其病。这是西方习用的治病方法，所以说药物内服法是从西方传来的。

　　※（七）北方者，天地所闭藏之域也。其地高陵居，风寒冰冽[1]，其民乐野处而乳食，脏寒生满[2]病，其治宜灸焫[3]，故灸焫者，亦从北方来。

【词解与校勘】

1. 冰冽　冰，音凝；冽，音列。指严重的冰冻。

2. 满　应据《甲乙经》卷六第二、《太素》卷十九《知方地》等删此字。

3. 灸焫　焫，烧也。灸焫，即用艾火熏灼。

【释义】

提要：见上文。

北方地区，气候严寒，像冬天万物归藏的景象。人民居住高山上，经常处于冰雪之中，过着野外的游牧生活，吃牛羊奶，多因内脏受寒而生病。治疗宜用艾火熏灼以祛除寒邪，使阳气得以畅行。这是北方习用的治法，所以说灸焫疗法是从北方传来的。

※（八）南方者，天地所长养，阳之所盛处也。其地下，水土弱，雾露之所聚也。其民嗜酸而食胕[1]，故其民皆致理[2]而赤色，其病挛痹[3]，其治宜微针[4]，故九针者，亦从南方来。

【词解】

1. 胕　音府，腐也，如豉鲊曲酱之类。
2. 致理　腠理致密。
3. 挛痹　挛是筋脉拘急，痹是麻木不仁。
4. 微针　即《灵枢·九针十二原》所载之九针，此对砭石而言，故通称微针。

【释义】

提要：见上文。

南方地区气候炎热，像四季中的夏天，万物繁荣，是阳气最盛的地方。南方地势低下，水土薄弱而多湿，热蒸湿气上升而常有雾露。当地居民喜欢吃酸味和腐臭的食物，人体的腠理致密而皮肤呈赤色。因"地之湿气，感则害皮肉筋脉"，所以居民多患筋挛湿痹的疾患。治疗宜用微针宣通气血、舒筋活络。这是南方习用的治病方法，所以说针刺疗法是从南方传来的。

※（九）中央者，其地平以湿，天地所以生万物也众。其民食杂而不劳，故其病多痿厥寒热，其治宜导引按跷[1]，故导引按跷者，亦从中央出也。

【词解】

1. 导引按跷：导引，导气令和，引体令柔，如太极拳之类；按跷，即按摩矫揉之术。

【释义】

提要：见上文。

中央地势平坦而湿润，物产丰富，居民的食品种类复杂。由于从事体力劳动较少，肢体气血运行不畅，容易发生手足痿废的疾病；由于食物杂乱，容易导致阴阳乖乱而发生寒热气逆的疾病。治疗宜用导引按跷，以调理阴阳、通调气血，柔筋健骨。这是中央地区习用的治病方法，所以说导引按跷是在中央出现的。

※（十）故圣人杂合以治，各得其所宜，故治所以异而病皆愈者，得病之情，知治之大体也。

【释义】

提要：见上文。

所以善于治病的医生，能综合考虑当地的气候、地势、生活习惯等各个方面的因素，对疾病施以相应的治疗方法。因此，虽然对各地的病人使用了砭石、毒药、灸焫、微针、导引按跷等不同的治法，但是病都能治愈，这是由于医生掌握了病情，并熟练运用治疗方法的缘故。

※（十一）《素问·血气形志》：形乐志苦[1]，病生于脉，治之以灸刺；形乐志乐，病生于肉，治之以针石[2]；形苦志乐，病生于筋，治之以熨引[3]；形苦志苦，病生于咽嗌[4]，治之以百药；形数惊恐[5]，经络不通，病生于不仁，治之以按摩、醪药[6]，是谓五形志也。

【词解与校勘】

1. 形乐志苦　王冰说："形谓身形，志谓心志，……形乐谓不甚劳役，志苦谓结虑深思。"

2. 针石　即微针和砭石。

3. 熨引　熨指药熨，引指导引。

4. 咽嗌 《甲乙经》卷六第二作"困竭"。当从之。

5. 形数惊恐 马莳、高士宗注文在"形"字后添一"苦"字，意即形体劳苦、屡受惊恐。

6. 醪药 即药酒。

【释义】

提要：本段从不同的形志为病论述因人制宜的治疗法则。

体力劳动过度易伤形，劳心过度易伤志，形志苦乐太过都能导致疾病。由于形志苦乐的不同，引起的病证也有区别，所以要选用相应的方法治疗。例如形乐志苦的人，形乐则筋骨平调而无病，志苦则思虑太过而气结，气结则血滞，故病多生于脉，直用灸焫针刺疗法以疏通经脉、调和气血；形乐志乐的人，筋骨既未受损，血脉亦无留滞，而多因"久坐伤肉"或过食膏粱厚味而生痈肿，故宜用九针、砭石行气活血、散结排脓；形苦志乐的人，多因形体过劳而伤筋为病，治宜药熨、导引等法以温养气血、舒筋和络；形苦志苦的人，外则劳力而伤筋损骨，内则忧思而气血失调，因而形气皆疲困乏竭而为病，治宜用药物内服以调养气血、强健筋骨；形苦数惊恐的人，形体既伤于劳苦，又屡受惊恐，则气血散乱，经络涩滞，故多发生手足麻木不仁的顽痹病证，治宜用按摩、醪药活血行气、扶正达邪。这就是五种形志为病及其相宜的治疗方法。

※（十二）《素问·标本病传论》：黄帝问曰：病有标本[1]，刺有逆从[2]，奈何？岐伯对曰：凡刺之方，必别阴阳，前后相应[3]，逆从得施，标本相移[4]。故曰：有其在标而求之于标，有其在本而求之于本，有其在本而求之于标，有其在标而求之于本。故治有取标而得者，有取本而得者，有逆取而得者，有从取而得者。故知逆与从，正行无问[5]；知标本者，万举万当[6]；不知标本，是谓妄行。

【词解】

1. 标本 标本是一个相对的概念。以病因与症状来说，病因为本，症状为标；以发病先后来说，先病为本，后病为标；以病位来讲，则内为本，外为标。

2. 逆从　张介宾说："逆者，谓病在本而刺其标，病在标而刺其本；从者，病在本而刺其本，病在标而刺其标也。"

3. 前后相应　马莳说："前后者，背腹也，其经络互相为应。"

4. 标本相移　吴昆说："刺者或取于标，或取于本，互相移易。"意思是治标治本，应根据病情灵活运用。

5. 正行无问　马莳说："乃正行之法，而不必问于人也。"

6. 万举万当　意思是施治总是及时、得当的。

【释义】

提要：本段论述了标本治法的基本概念和重要性。

病证有在标在本的分别，刺法有逆治从治的不同。大凡针刺治病，必须先辨别病情属阴还是属阳，了解腹背前后经脉的相互联系，然后施以得当的逆治、从治之法，或治标，或治本，应根据病情的变化而灵活掌握。所以有的病在标而治其标，如病在外而从外治；有的病在本而治其本，如病在里而从内治；也有病在本而从标治的，如"先热而后生中满者治其标"；也有病在标而从本治的，如"先泄而后生他病者治其本"。因此，在治法方面，有治标而愈的，有治本而愈的，有采取在本求标、在标求本的逆治法而愈的，也有采取在本求本、在标求标的从治法而愈的。总之，知道了逆治从治的法则，治疗便能正确无误，掌握了治标治本的原则，治疗就能万举万当。如果不知道标本治法，就会胸中无数，盲目施治。

【按语】

张介宾说："此篇标本之义，凡治本者十之八九，治标者惟中满及小大不利二者而已。盖此二者，亦不过因其急而不得不先之也。"因此在具体运用标本治法时，应根据病情分清标本先后，在一般情况下宜从本治疗，若出现二便不通或中满等危急证时，又当"急则治其标"或"标本兼顾"了。

※（十三）《素问·阴阳应象大论》：病之始起也，可刺

而已，其盛，可待衰而已。故因其轻而扬之[1]，因其重而减之[2]，因其衰而彰之[3]。形不足者，温之以气；精不足者，补之以味[4]。其高者，因而越之[5]；其下者，引而竭之[6]；中满者，泻之于内；其有邪者，渍形[7]以为汗；其在皮者，汗而发之；其慓悍[8]者，按而收之；其实者，散而泻之。审其阴阳，以别柔刚[9]，阳病治阴，阴病治阳，定其血气，各守其乡。血实宜决之，气虚宜掣引[10]之。

【词解与校勘】

1. 因其轻而扬之　张介宾说："轻者浮于表，故宜扬之。扬者，散也。"

2. 因其重而减之　重者邪盛，减者祛邪以减轻其病势。

3. 因其衰而彰之　张介宾说："衰者气血虚，故宜彰之。彰者，补之益之而使气血复彰也。"

4. 形不足者，温之以气；精不足者，补之以味　李念莪说："此彰之之法也。阳气衰微则形不足，温之以气则形渐复也；阴髓枯竭则精不足，补之以味则精神旺也。"

5. 越之　马莳说："谓吐之使上越也。"

6. 竭之　张介宾说："竭，祛除也，谓涤荡之，疏利之。"

7. 渍形　张志聪说"渍，浸也。古用汤液浸渍取汗，以去其邪。"包括熏蒸、温浴等疗法。

8. 慓悍　指病势猛急。

9. 柔刚　指方药的柔剂、刚剂。

10. 掣　掣，《甲乙经》卷六第七作"掣"，为是。掣引，即导引。

【释义】

提要：本段主要论述了扶正祛邪的各种治疗法则。

在疾病初起的时候，可用针刺以泄其邪，在病势很盛的时候，可留针使其邪衰，再根据病情进一步治疗。若病邪轻浅在表的，当宣散以泄其邪；邪盛病重的，当祛邪以减其病势；正气衰弱的，当补益以复其正。阳气衰微而不能熏肤充身的，宜温补元气以复其形，如补气、健中、益胃、升阳等法；精不足即阴亏的，宜用厚味药益阴补精，如滋肾、益髓、养血、生津等法。如果病邪在胸膈部，可用吐越的方法；病邪在下焦者，可用荡涤、疏利法引邪从二便出；病邪在中部而发生胀满者，可用消导法散邪除满；邪留肌表经络的，可用熏蒸、温浴等法以祛其邪；若邪在皮毛，可用发汗法以散其邪；若病势急猛，如惊风、昏厥等，可先用按摩法以缓其急，再继续治疗；邪实之证，在表者宜散，在里者宜泻。总之，要审察病证的阴阳属性，以分别运用药物的刚剂和柔剂，阳病可以治其阴，阴病也可以治其阳，从而使气血各循其道，配合协调。血实的病证，宜用放血破淤法以泻其邪，气虚的病证，宜用导引之类以调养其气。以上都是根据不同的病情而确定的不同治疗方法。

※（十四）《素问·至真要大论》：有病热者，寒之而热[1]，有病寒者，热之而寒，二者皆在，新病复起，奈何治？岐伯曰：诸寒之而热者取之阴[2]，热之而寒者取之阳，所谓求其属[3]也。帝曰：善。服寒而反热，服热而反寒，其故何也？岐伯曰：治其王气[4]，是以反也。帝曰：不治王而然者，何也？岐伯曰：悉乎哉问也！不治五味属也[5]。夫五味入胃，各归所喜，攻[6]酸先入肝，苦先入心，甘先入脾，辛先入肺，咸先入肾。久而增气，物化之常也[7]；气增而久，夭之由也[8]。

【词解与校勘】

1. 寒之而热　指热病用寒药后而热更甚。

2. 取之阴　从阴分治之，即补阴也。

3. 属　李念莪说："求其属者，求其本也。"

4. 王气　王，读作"旺"。王气，即偏旺之气。

5. 不治五味属也　吴昆说："五味各入其所属，谓之味属。"本句指没有掌握五味之所属。

6. 攻　《素问·宣明五气》注语中《新校正》引此段文字作

"故"，为是。

7. 久而增气，物化之常也　是说久服某种性味的药物或食物，可以增补某脏精气，这是事物生化的一般规律。

8. 气增而久，夭之由也　是说某一脏气增补过久，就会导致脏气失去平衡而生病，甚至导致死亡。

【释义】

提要：本段强调治病求本和掌握药物性能的重要性。

有些热病服用寒药之后，热仍不退；有些寒病服用热药之后，寒证仍在，甚至出现新的病证。在这种情况下，前者的病机应属阴虚，治宜滋阴，阴足则阳热自平，即王冰所谓"壮水之主，以制阳光"之法；后者的病机应属阳虚，治宜补阳，阳旺则阴寒自消，即王冰所谓"益火之源，以消阴翳"之法。如果不明阴虚之本，但用苦寒药泻其偏亢之阳热，则阴愈伤而火愈炽；若不明阳虚之本，但用辛温药发散其偏盛之阴寒，则阳愈耗而寒愈甚，所以出现了"寒之而热""热之而寒"的反常情况。

但是，也有因未能掌握五味入属五脏的药物性能而出现上述情况的。因为五味入胃，各先归属其所喜之脏。久服某种气味的药物或食物，虽能增补某一脏之气，但脏气增补过久又会破坏脏气之间的平衡而致病，损害人体健康。

※（十五）五味阴阳之用何如？岐伯曰：辛甘发散为阳，酸苦涌泄[1]为阴，咸味涌泄为阴，淡味渗泄属阳。六者或收、或散、或缓、或急、或燥、或润、或耎[2]、或坚，以所利而行之，调其气使其平也。

寒者热之，热者寒之。微者逆之，甚者从之。坚者削之，客者除之，劳者温之，结者散之，留者攻之，燥者濡之，急者缓之，散者收之，损者温之，逸者行之，惊者平之，上之下之，摩之浴之，薄之劫之[3]，开之发之，适事为故。帝曰：何谓逆从？岐伯曰：逆者正治，从者反治，从少从多，观其事也。帝曰：反治何谓？岐伯曰：热因寒用，寒因热用[4]，塞因塞用，通因通用。必伏其所主，而先其所因[5]，其始则同，其终则异[6]，可使破积，可使溃坚，可使气和，可使必已。

【词解与校勘】

1. 涌泄　吴昆说："涌泄，吐、下也。"即涌吐、泻下的作用。

2. 耎　通"软"字，使坚硬者软化消散。

3. 薄之劫之　薄之，谓逐渐消磨；劫之，谓峻猛劫夺。

4. 热因寒用，寒因热用　当据《素问直解》改为"热因热用，寒因寒用"。

5. 必伏其所主，而先其所因　张介宾说："必伏其所主者，制病之本也；先其所因者，求病之由也。"

6. 其始则同，其终则异　用药之始，药性似与病证性质一致，如热药治热证；治疗效果却说明药性与病证的真正性质是相反的，如热药治愈了"热证"，说明此证的本质是寒，热只是一种假象，因为热药不可能治好真热证。

【释义】

提要：本段论述了药食五味对人体的作用和正治反治的法则。

五味可根据其作用特点而分为阴阳两类。辛甘味能向外发汗疏散而属阳；酸苦咸味能从内涌吐泻下而属阴，淡味味薄渗利小便而属阳。具体来说，辛能发表散结，苦能燥湿坚阴，咸能软坚，酸能收敛，甘能缓急，须根据病情需要而适当运用，以调整脏腑经络之气，使之恢复正常。

治疗的大法，一般是寒证用热药，热证用寒药。病情不太重的用逆治法，病情危重而出现假象的用从治法。坚积之证用消削法，病邪客留体内用祛邪法，劳损气耗的用温养法，气血淤结的用疏散法，实邪留于内用攻下法，津枯血燥的用滋润法，拘急疼痛的用缓解法，精气耗散的用收敛法，亏损的虚证用补益法，因过逸所致的气血阻滞证候用运行法，由惊骇而起的病证用重镇法，或用升提，或用降逆，或用按摩，或用洗浴，或逐渐消磨，或峻猛劫夺，或开通里闭，或发散外邪，这些逆治的方法，都以适合病情为宜。

逆治就是正治，即逆其证象而治；从治就是反治，即顺其证象而治。病势严重的则从多，病势不很重的则从少，当根据实际病情而定。正治法，如用热药治寒病，用寒药治热病，是容易理解的。而反治法，则是针对某些特殊病情的，如真寒假热证，虽有假热之象，但仍应用热药去治其真寒，这种因其有热象而用热药治疗的方法，就叫热因热用；真热假寒证，虽有假寒之象，但仍用寒药以治其真热，这种因其有寒象而用寒药治疗的方法，就叫寒因寒用。又如某些因虚而致的胀满病证，采用补药治疗，称为塞因塞用；某些因积滞而致的泄泻病证，采用通下之剂治疗，称为通因通用。在运用反治法时，必须先明确其致病原因，掌握其病机所在，这样，虽然治疗开始时，用药的药性与病情的某些假象是一致的，但结果却证明药性和疾病的本质或真象仍然是相反的。这种反治法若用之得当，可以破除积滞、消散坚块，从而调和气机，使疾病痊愈。

（十六）《素问·五常政大论》：气反[1]者，病在上取之下，病在下取之上，病在中傍取[2]之。治热以寒，温而行之；治寒以热，凉而行之；治温以清，冷而行之；治清以温，热而行之。

【词解】
1. 气反　张介宾说："气反者，本在此而标在彼也。"
2. 傍取　取四末的经穴。

【释义】
提要：本段论述气反病证的治法以及几种服药方法。

有些病情复杂、标本不一致的病证，应采取相应的治疗方法和服药方法。有的病在上而取之下，如"上壅者疏其下也"；有的病在下而取之上，如"下滞者宣其上也"；有的病在内脏，而取四末之经穴治之。用寒药治疗

第七章　论　治

某些热证时，需用温服的方法，如承气热服法；用热药治疗某些寒证时，需用凉服的方法，如姜附寒饮法，这就是所谓服药反佐之法。但也有采用凉药冷服以增清热之力，温药热服以助祛寒之功的服药方法。

【按语】

本段原文中，"病在中傍取之"的治法和"治温以清，冷而行之，治清以温，热而行之"的服药法，当是针对一般疾病的常法。而上病取下、下病取上的治法和寒药热服、热药寒服的服药法，才是针对特殊病证（即气反）的变法。

（十七）《素问·至真要大论》：方制君臣，何谓也？岐伯曰：主病之谓君，佐君之谓臣，应臣之谓使，非上中下三品[1]之谓也。

【词解】

1. 三品　张介宾说："言药性善恶，故有上中下之殊。神农云：上药为君，主养命以应天，中药为臣，主养性以应人，下药为佐使，主治病以应地。故在本草经有上中下三品之分，此所殊贯也。"

【释义】

提要：本段说明了君臣佐使的组方原则。

所谓君臣佐使，就是以治病的主药称为君药，辅佐主药的称为臣药，顺应臣药的称为使药，而不是按照上中下三品来分类的。

【按语】

君臣佐使是组方的基本原则。李东垣说："主病之谓君，兼见何病，则以佐使药分别之，此制方之要也。"后世医家将方中治疗主证的主药，称为君药；辅助和加强君药功效的药物，称为臣药；制约主药或协助主药治疗一些次要证候的药物，称为佐药；具有引经作用或调和诸药功效的药物，称为使药。这些方剂配伍法则，都是从《内经》的学术思想发展而来的。

※（十八）《素问·五常政大论》：帝曰：有毒无毒[1]，服有约[2]乎？岐伯曰：病有久新，方有大小，有毒无毒，固宜常制矣。大毒治病十去其六，常毒治病十去其七，小毒治病十去其八，无毒治病十去其九。谷肉果菜，食养尽之，无使过之，伤其正也。不尽，行复如法。

【词解】

1. 有毒无毒　有毒指药性猛烈的药物，无毒指药性平和的药物。

2. 约　作"限度"解。

【释义】

提要：本段论述了药物治疗和食养调理的一般原则。

疾病有新久之异，制方有大小之别，选用药物时，也应根据药性的峻缓，遵循一定的法度。一般来说，用大毒的药物治病，病十去其六就应停服；常毒的药物治病，病十去其七就应停服；小毒的药物治病，病十去其八就应停服；无毒的药物治病，病十去其九就应停服。停药后，可用谷肉果菜进行调养，使正气恢复，余邪自去。因为毒药是攻邪的，应当中病即止，不可过剂，否则会损伤正气。如果这样治疗后，病邪犹未尽，仍可按照病情，运用上述的法则治疗。

※（十九）《素问·六元正纪大论》：黄帝问曰：妇人重身，毒之[1]何如？岐伯曰：有故无殒[2]，亦无殒也。帝曰：愿闻其故何谓也？岐伯曰：大积大聚，其可犯也，衰其大半而止，过者死。

【词解】

1. 毒之　此处指用峻烈药治病。

2. 殒　音陨，损伤的意思。王冰说："上无殒，言母必全；亦无殒，言子亦不死也。"

【释义】

提要：本段指出了孕妇治病的用药原则。

孕妇能不能用峻利药进行治疗呢？一般来说，应当慎用或禁用，但是有的病非用峻利药不足以攻去病邪时，还是可以服用的，所谓"有病则病当之"，不仅孕妇不受伤害，就是胎儿也不会受损伤。例如孕妇有积滞坚结于肠道，非用峻下法不足以祛除病邪，这时只要掌握得法，遵循"大毒治病，十去其六"，衰其大半，便停止攻伐，用之亦无妨。如果使用不当，攻伐太过，也会给孕妇和胎儿带来危害。

小 结

治疗疾病，必须遵循一定的原则，选择适合病情的治疗方法，还要注意制方有法、用药适度、服法相宜，这些就是论治的内容。

"谨守病机"是正确治疗的前提。因为中医治病，既不是单纯的对症用药，也不同于辨病治疗，而是针对病机的辨证论治。

"治未病"，包括未病先防的预防思想和既病防变的早期治疗，这是《内经》论治十分强调的观点。这种来自实践、符合辩证法的医疗思想是非常可贵的，至今仍有重要的指导意义。

因时因地因人制宜，是在人与自然界相统一的思想指导下确定的治疗原则，也体现了具体问题具体分析的辩证观点，是祖国医学独特的、宝贵的治疗原则。所以《内经》指出："故圣人杂合以治，各得其所宜，故治所以异，而病皆愈者，得病之情，知治之大体也。"

根据病情，分清标本先后治法，选择扶正或祛邪，采用正治或反治，也是治疗中必须掌握的几个原则。如："有其在标而求之于标，有其在本而求之于本，有其在本而求之于标，有其在标而求之于本。"扶正有"形不足者，温之以气；精不足者，补之以味""诸寒之而热者取之阴，热之而寒者取之阳"等；祛邪有"其高者，因而越之；其下者，引而竭之；中满者，泻之于内；其有邪者，渍形以为汗；其在皮者，汗而发之；其慓悍者，按而收之；其实者，散而泻之"等多种方法。正治有"寒者热之，热者寒之""燥者濡之，急者缓之，散者收之"等多种治法；反治有"热因热用，寒因寒用，塞用塞因，通因通用"等治法。

　　制方遵君臣佐使的法度，用药则"有毒无毒，固宜常制"，服法分寒饮热服等，也是施治中必须注意的原则问题，即如妇女重身的治疗用药等也都有一定的临床指导意义。

　　以上论治的内容，是以整体观念作指导的。因此，整体治疗是祖国医学治疗学的重要特点。